脑卒中
健康知识问答

中华医学会神经病学分会 组织编写

主审：蒲传强　崔丽英　贾建平

主编：杨　弋　刘　鸣

执行编委：邢英琦　孙　欣　李　新　赵　军
　　　　　郭珍妮　靳　航　鞠维娜

绘图：包立阳

人民卫生出版社

图书在版编目（CIP）数据

脑卒中健康知识问答 / 杨弋，刘鸣主编 . 一北京：人民卫生出版社，2016

ISBN 978-7-117-23404-7

I. ①脑… Ⅱ. ①杨… ②刘… Ⅲ. ①脑血管疾病－诊疗－问题解答 Ⅳ. ①R743-44

中国版本图书馆 CIP 数据核字（2016）第 235732 号

人卫智网　www.ipmph.com　医学教育、学术、考试、健康，购书智慧智能综合服务平台

人卫官网　www.pmph.com　人卫官方资讯发布平台

脑卒中健康知识问答

主　　编	杨　弋　刘　鸣
出版发行	人民卫生出版社（中继线 010-59780011）
地　　址	北京市朝阳区潘家园南里 19 号
邮　　编	100021
E – mail	pmph @ pmph.com
购书热线	010-59787592　010-59787584　010-65264830

印　　刷	北京盛通印刷股份有限公司
经　　销	新华书店
开　　本	710×1000　1/16　印张：12
字　　数	145 千字
版　　次	2016 年 10 月第 1 版　　2017 年 2 月第 1 版第 3 次印刷
标准书号	ISBN 978-7-117-23404-7/R·23405
定　　价	38.00 元

打击盗版举报电话:010-59787491　　　E-mail:WQ @ pmph.com

（凡属印装质量问题请与本社市场营销中心联系退换）

专家委员会

王　伟　王　柠　王文志　王拥军　田成林　朱遂强

朱榆红　刘　鸣　刘运海　刘新峰　许予明　李　新

李正仪　李继梅　杨　弋　肖　波　吴　江　吴　波

吴　钢　吴世政　何志义　汪　昕　宋水江　张　通

张苏明　张祥建　张微微　张黎明　陆正齐　陈生弟

陈海波　武　剑　周华东　周盛年　赵　钢　赵性泉

胡　波　施福东　洪　震　贺茂林　秦　超　贾建平

徐　运　徐　恩　徐安定　高　山　郭　力　郭　毅

焉传祝　黄一宁　龚　涛　崔丽英　彭　斌　董　强

韩　钊　曾进胜　谢　鹏　蒲传强　蔡晓杰　樊东升

前言

由中华医学会神经病学分会组织编写的科普手册《脑卒中健康知识问答》正式与读者见面了。出版该书的目的是为公众提供通俗易懂的脑血管病防治科学知识，促进脑血管病防治知识更加普及，让更多人从科技发展中受益。

脑卒中俗称"中风"，指因脑血管或血流的各种病变导致的急性脑功能障碍。脑卒中是中国居民死亡的首位原因，是具有高发病率、高患病率、高死亡率和高致残率的"四高"疾病，给个人、家庭和社会带来巨大痛苦和沉重负担。数十年来，通过全世界脑血管病相关科研人员、医务工作者、政府和医药企业的不懈努力，脑卒中虽然是一种灾难性疾病，但已经"能防可治"！发达国家脑卒中的死亡率和发病率已逐年下降。我国近年来虽然在政府和脑血管病相关医务人员层面，脑血管病防治工作得到了相当的重视，然而，由于社会经济发展、人民生活习惯及大众科普知识欠缺等多方面原因，脑卒中还呈不断上升的趋势，脑卒中的防控任重道远，没有全社会大众的积极参与是难以取得最后成功的。因此，我们希望本书能将脑卒中防控的科学知识带给广大公众、患者及其家属，促进医患双方的密切合作，共同努力，最终战胜脑血管疾病！

本书针对临床常见问题，以问答形式编写，内容涵盖脑卒中基本概念、健康生活方式、危险因素管理、相关辅助检查、院前症状识别与处理、诊断治疗、康复和预防复发知识等方方面面。编写专家具有脑血管病预防、诊治、康复和科普的丰富经验，语言和表达方式力求通俗，并配以大量生动插图，希望成为脑卒中防治的有用工具和得力助手。

最后衷心感谢所有参与本书编写和编辑工作的人员所付出的辛勤劳动！

中华医学会神经病学分会

2016 年 9 月

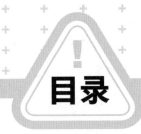

目录

第一篇　脑卒中基础知识篇

第二篇　脑卒中危险因素管理篇

第三篇　脑卒中辅助影像学检查

第四篇 脑卒中的急救篇

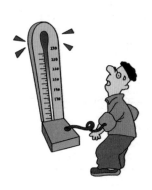

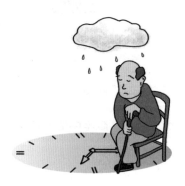

第五篇　脑卒中治疗篇

第六篇　脑卒中康复篇

第七篇　脑卒中预防复发篇

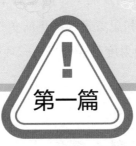

第一篇

脑卒中基础
知识篇

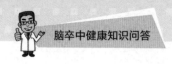

问题 01　我国疾病死亡首因是什么？

　　我国每年因卒中死亡的患者人数达 170 万，高居全国居民死亡原因首位。脑卒中具有高发病率、高患病率、高死亡率和高致残率的特点，给社会、家庭和患者带来沉重的负担和巨大的痛苦。因此，进一步加大脑卒中防治力度已成为当前一项刻不容缓的重要任务。

问题 02　脑卒中是什么病？

　　我们常常听说有的人昨天还在正常工作，今天就突然倒下并失去意识，被救护车送到医院。虽然经过抢救治疗捡回一条命，但是手脚的活动却不再灵活，或者卧床不起，从而改变了个人和整个家庭的工作和生活，这就是一个典型的脑卒中的例子。

　　早在 2400 多年前，医学之父希波克拉底就认识到了脑卒中，将其描述为"猝不及防的瘫痪"。随着现代医学的发展，我们对脑卒中的认识日渐深刻，那么，脑卒中究竟是什么意思呢？脑卒中别名脑血管意外，老百姓通常称之为"中风"，通俗来讲就是由于脑血流发生障碍，脑组织由于缺少氧气和营养物质而发生坏死，从而导致脑部损害的疾病总称。

脑卒中主要有什么表现？

　　脑卒中常常只影响一侧肢体的活动，一侧大脑半球损害，对侧肢体发生功能障碍。比如说，左侧大脑半球由于缺血或出血发生了坏死，表现为右侧腿或胳膊无力、不能抬起或行走。其常见症状还包括口角歪斜、言语不清、肢体麻木等，严重时可出现昏迷、意识障碍，甚至死亡。由此可见，脑卒中患者的症状和结局根据发病位置和大小以及自身状态的不同存在着很大的差别。

 脑卒中包括什么类型？

　　脑卒中从大的方面分为两种：一种是缺血性脑卒中，是由于脑血管堵塞、血液不能到达脑部而引起的；第二种是出血性脑卒中，是由于脑血管破裂、出血而引起的。

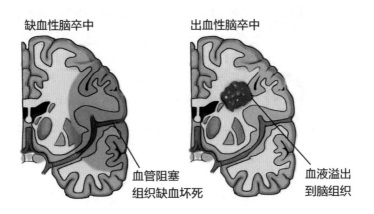

缺血性脑卒中　　　　　　出血性脑卒中

血管阻塞
组织缺血坏死

血液溢出
到脑组织

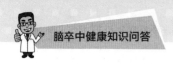

问题 05 出现什么表现时要警惕可能发生了脑卒中？

脑卒中最常见的症状可总结为下图中 FAST 口诀，我们只要记住这四条即可：

1 F-Face（脸），脑卒中可导致面部肌肉瘫痪，表现为一侧口角下垂，流口水。

2 A-Arm（胳膊），一侧胳膊或者腿感到沉重无力、抬不起来。

3 S-Speech（讲话），吐字不清，词不达意，甚至说不出话。

4 T-Time（时间），当以上症状出现时，立即拨打 120 将患者送往医院。

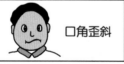

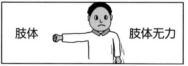

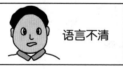

问题 06　什么是脑血栓（脑梗死）？

缺血性脑卒中是最常见的一种脑卒中，又称为脑梗死或脑梗塞。

脑细胞从血液中获得氧气和营养，如果脑部血管堵塞，血流不畅时，血液就会供应不够。这样，脑细胞会陷入氧气不足、营养不良的状态，就会产生局部性病变。"缺"表示"空""不充分"，缺血性脑卒中正是"血液不足引起的脑卒中"。

脑梗死是脑缺血引起的部分脑细胞死亡的状态，如果血管堵塞是暂时性的，血流会很快恢复流动，这种情况被称为短暂性脑缺血发作（TIA）。所以，TIA 患者肢体麻木等症状也会在 24 小时以内消失。

问题 07　肢体无力很快就恢复了，还需要重视吗？

短暂性脑缺血发作（TIA）又被称为"微型卒中"，症状与脑卒中相似，但持续时间短（常常为十几分钟，多在一小时内恢复，最长不超过 24 小时），并且不留后遗症。TIA 是缺血性脑卒中发生的前兆，约 1/3 的 TIA 患者最终会发展为脑卒中，不容小觑。

发生过 TIA 的人发生脑梗死的概率是没有发生过 TIA 的人的 10 倍。不能因为症状很快消失就轻视，必须采取措施，查找原因，预防脑梗死。

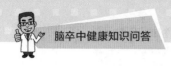

脑梗死的主要病因是什么？

　　脑梗死的主要病因是动脉粥样硬化。动脉硬化是血液里的脂肪成分如胆固醇等附着在血管内壁上面，从而使血管壁变厚变硬的现象。如果把血管看成是水管的话，那么内侧附着锈迹或者水垢，就是我们所说的动脉硬化。动脉硬化是老化现象的一种，不能避免，但是有时候会超前老化。动脉硬化发展的结果是动脉内中膜增厚，斑块形成，血管狭窄，血管闭塞。动脉硬化的血管容易受伤，而受伤的血管壁更加容易形成血栓，最终堵塞血管。

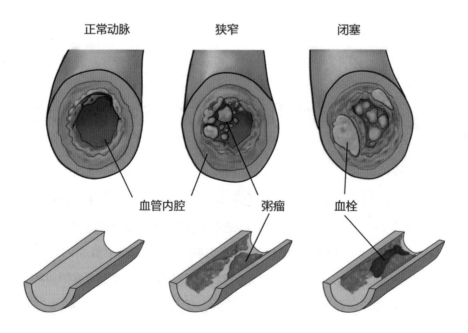

正常动脉　　　　　狭窄　　　　　闭塞

血管内腔　　　粥瘤　　　血栓

什么是脑栓塞?

脑栓塞是脑梗死的一种类型,是指血栓或者其他物质(血小板、脂肪等)通过血流进入脑内血管,造成脑血管血流减少,脑组织坏死,这些血栓、血小板团块、脂肪等物质都被称为栓子。

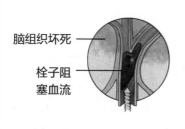
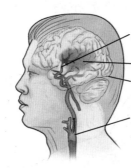

脑组织坏死

栓子阻塞血流

颅内动脉血栓阻碍血液到达颅内相应部位

脑组织坏死部位

脑部

血凝块(栓子)从颈部斑块脱落

脑栓塞的主要病因是什么?

脑栓塞最常见的原因是心脏脱落的栓子堵塞到脑血管里。导致脑栓塞的血栓多半是从心脏输送过来的,也就是说,脑栓塞不是大脑本身异常,而是心脏的血栓脱落,引起脑的病变。容易导致脑栓塞的心脏病包括心房纤颤、二尖瓣狭窄和心肌梗死等。其中,心房纤颤是引起脑栓塞最主要的原因。心房纤颤时,由于心脏会重复没有规律地跳动,血液就不能顺利流通,血液的成分就很容易结块,一旦结块脱落,就会导致脑栓塞。

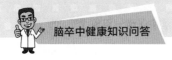

问题 11　为什么说时间就是大脑？

　　脑部血流完全阻断 5 分钟，脑细胞就会死亡，从而导致这些脑细胞的功能也丧失。每多等一分钟，就会有 190 万个神经细胞死亡，并且这种损伤是不可挽回的，所以说，时间就是大脑，尤其是对于发生缺血性脑卒中的患者，无论症状轻重，切不可大意，也不要抱着等等看的态度，必须立刻拨打 120 急救电话，或将患者尽快送至附近的医院，使患者及时得到救治。

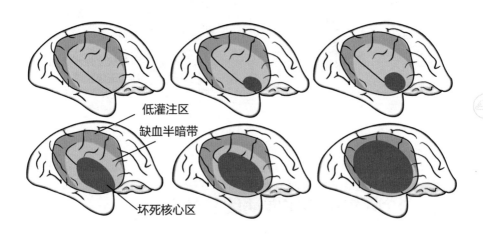

低灌注区
缺血半暗带
坏死核心区

问题 12　颈动脉斑块会增加脑卒中的风险吗？

　　颈动脉是将血液由心脏输送至头、面、颈部的大血管，是脑的主要供血血管之一。颈动脉内膜增厚或颈动脉斑块形成，则提示全身动脉粥样硬化形成。颈动脉斑块的出现可能会增加脑卒中的风险。

研究表明，颈动脉内中膜厚度每增加 0.1mm，脑卒中危险增加 13% ~ 18%。无症状颈动脉狭窄患者采用药物治疗，脑

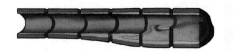

卒中的年发生率降低到 ≤ 1%。颈动脉斑块是由于多重危险因素导致的颈动脉血管壁损伤、血流中的有形成分聚集所形成的团块状结构。这有点类似厨房下水道中积存的油污，时间久了会导致下水道堵塞。颈动脉斑块的危险不仅仅在于长大后堵塞局部的颈动脉，这毕竟是一个较为漫长的过程。颈动脉斑块的危险主要在于不稳定斑块，也就是在血管壁上不牢固容易脱落的斑块。当斑块整块或者部分脱落后就成了血流中的栓子，随血流到达大脑堵塞远端脑动脉，导致栓塞事件。斑块进行性扩大引起动脉严重狭窄或闭塞，还可以导致脑灌注下降。

问题 13　什么是脑出血？

　　脑出血又称为出血性脑卒中，是由于脑血管破裂、出血而引起的。流出的血液形成血肿样的血块，形成血肿的部分周围脑细胞就会有异常，而且血肿压迫周围组织，危害会进一步加剧。

　　根据不同的部位，出血量不同，脑出血病情轻重差别很大。如果出血位于脑干区，即使出血量不大，也可能危及生命。

问题 14

脑出血主要原因是什么?

脑出血最主要的原因是高血压。脑部细小的动脉如果常年都受到高压力冲击的话,血管壁会逐渐变得脆弱。脆弱的动脉会有部分肿胀,之后会破裂、出血。脑出血的前兆可以认为是高血压,但是高血压本身并没有明显的身体症状。所以,很多人往往没有任何前兆就突然发病倒下。脑出血容易在日常活动、洗澡前后、精神紧张、兴奋时发生。轻者可能会有舌头不灵、单侧手脚麻木;重者可能会失去意识、陷入昏睡而丧命。很多人虽然捡回一条命,但多数都会留下肢体瘫痪、语言障碍等后遗症。患高血压的人,虽说没有明显的症状,但是绝不能等闲视之,一定要在医生指导下,系统地控制血压。

问题 15

出血性脑卒中有哪两种类型?

出血性脑卒中包括两种:一种是脑出血(脑内出血),见图 A;一种是蛛网膜下腔出血,见图 B。这两个名称也显示了出血部位的不同。

大脑是柔软的组织,所以需要坚固的头盖骨保护。头盖骨中,从外到内依次是硬膜、蛛网膜、软膜,这三层膜包围并保护大脑。蛛网膜内侧充满着液体,保护着大脑。

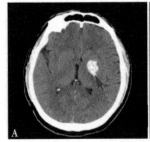
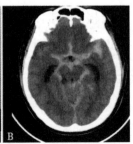

脑（内）出血是指脑内的血管破裂，血液进入脑组织，多由于高血压导致。而蛛网膜下腔出血是指脑表面的血管破裂，血液进入大脑的硬膜和蛛网膜之间的空隙，多由于动脉瘤导致。

问题 16　为什么会得脑出血？

（1）高血压是脑出血的重要危险因素，这就需要患者控制血压，并且不能情绪激动、剧烈活动，但也有安静状态下发病的情况。

（2）动静脉畸形、动脉瘤、淀粉样变性、血液病、动脉炎都可以导致脑出血。没有高血压，并不代表不会出血，以下两种情况都可以出血：

1　只要存在血管壁的改变都有可能出血。如果血管壁异常，就好比水坝墙壁变薄，发生洪水时就很容易破裂。例如动静脉畸形、脑的淀粉样变性都造成血管壁的异常而导致出血。

2　正常人的血管壁稍有破裂就会有血小板覆盖在上面堵住破裂口，但血液病的患者或者口服抗凝药物的患者，血小板不正常或体内血小板不容易聚集（比如白血病、再生障碍性贫血），也会导致出血。

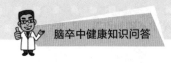

 问题 **17** 什么时候怀疑脑出血了?

最常见的就是突然发生的头痛、呕吐甚至一直昏迷。但这是脑出血、蛛网膜下腔出血、脑梗死都可以出现的症状,因此必须行头颅 CT 检查才能鉴别是哪一种疾病。

除了上述表现,还有以下症状:

1 失语:听不懂家属的话,答非所问;不知道最常见的物品叫什么,例如筷子,患者一直说是吃饭用的,或者夹菜用的等,但一直叫不上来是"筷子";说话费力。

2 运动/感觉障碍:大脑右侧出血,可导致左侧上下肢的活动无力,痛觉、触觉减退,用针扎相应区域患者感觉缺失或者左右侧感觉不一样。大脑左侧出血时,右侧身体出现上述症状。

3 精神障碍:主管精神的区域出现出血,会导致该区域脑细胞被破坏,会出现内向的人很兴奋、激动,说"胡话",有的人则表现为非常抑郁。

4 眼睛活动异常:眼睛是大脑的窗口,眼球可能表现为不能上下左右移动,或者眼睛"闭不上"。

5 嗜睡:患者一直睡觉,但能叫醒,叫醒后又继续睡觉。

尿失禁：小便不受控制，这是因为控制小便的"司令"被破坏。

上述症状是因为大脑相应区域受损引起的。因为脑出血、脑梗死都可以造成上述症状，因此发现上述症状仍需行头颅 CT 或者头颅 MRI 检查予以鉴别。上述症状可以只有一个症状，也可以有多个症状合并在一起，当多个症状发生在一个患者身上，就表示出血或者梗死的面积较大，应立即去医院。

问题 18 脑出血致死吗？

脑出血量多会压迫生命中枢，或者生命中枢的区域（比如脑干）出血，就会导致生命危险。脑出血的发生率低于脑梗死，但致死率和致残率远高于脑梗死，且病情进展迅速，因此也是神经科的急症。

问题 19 脑出血在脑内的常见部位？

（1）基底节出血：这是脑出血最常见的部位，大部分是高血压造成。

（2）脑叶出血：不常见，不是高血压脑出血常见部位，老年人多见于淀粉样变性，该病病理才能确诊；如果年轻人出现此种表现，就应怀疑是否存在动静脉畸形、烟雾病、动脉瘤、血液病等非高血压因素。

（3）脑干出血：脑干面积很小，但是管理机体很多方面功能，因此脑干很少的出血就可以导致严重的症状。脑干还管理着最重要的生命中枢，因此脑干出血量稍大点就可以导致死亡。

（4）小脑出血：不常见，不是高血压脑出血常见部位。

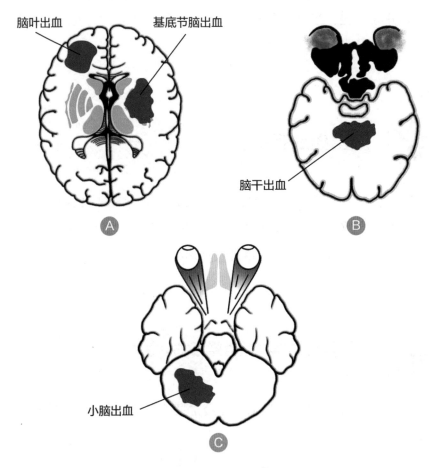

脑内出血常见部位

A.脑叶出血和基底节出血；B.脑干出血；C. 小脑出血

问题 20　脑出血患者能否恢复取决于什么因素？

　　脑出血患者预后取决于四个方面：

　　（1）出血量：出血量大，预后不好。

　　（2）出血部位：重要部位少量出血就可导致患者预后不好，脑干、丘脑是重要部位。

　　（3）有无并发症：如肺炎、上消化道出血，患者整体情况不好时，出现并发症则可预后不好。

　　（4）康复时间：病情稳定后就应尽早康复，进行得早一些，预后通常较好。

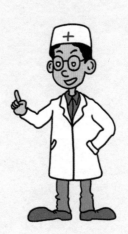

脑出血患者能否恢复取决于什么因素？

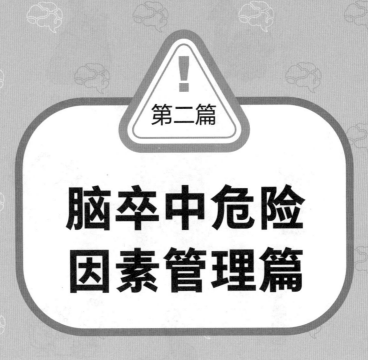

第二篇

脑卒中危险
因素管理篇

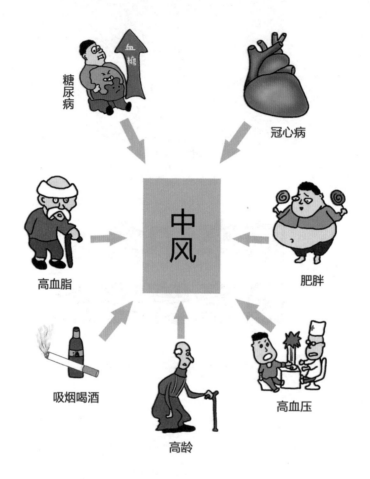

问题 **21** 脑卒中的危险因素包括哪些？

　　脑卒中的危险因素包括不可干预、可干预的危险因素：①不可干预的危险因素包括年龄、种族、性别、家族史等；②可干预的危险因素包括高血压、吸烟、糖尿病、心房纤维性颤动（房颤）及其他心脏病、高脂血症、无症状颈动脉狭窄、肥胖、体力活动少、过度饮酒、高同型半胱氨酸血症、高凝状态、激素替代治疗等。

高血压与脑卒中

问题 22 为什么说高血压是脑卒中最重要的危险因素？

脑卒中发病率、死亡率的上升与高血压关系密切，高血压是脑卒中的主要危险因素，血压越高，脑卒中风险越高。在控制其他危险因素后，收缩压每升高 10 mmHg，脑卒中的风险增加 49%；舒张压每升高 5 mmHg，脑卒中风险增加 46%。在中年人群中，舒张压长期降低 5mmHg，可使脑卒中的风险降低 35% ~ 40%。因此，30岁以上者每年应至少测量血压 1 次，进行高血压的筛查。

问题 23 血压多高是高血压？

目前我国高血压的诊断标准是指在未服用抗高血压药物的情况下，收缩压 ≥ 140mmHg 和（或）舒张压 ≥ 90mmHg。理想血压（<120/80mmHg），正常血压（<130/85mmHg）。血压位于正常高值（130 ~ 139/85 ~ 89mmHg）时，就需要警惕高血压的发生。

问题 24 哪些人容易患高血压？

以下几类人群容易发生高血压：

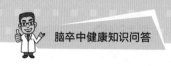
（1）肥胖：体重增加，血容量也相应增加，心脏负担增大，血管阻力增高，易发生高血压；

（2）摄入食盐较多：体内钠和水潴留，血容量增大，血压升高；

（3）长期精神紧张和急脾气：内分泌失调，调节血压的激素分泌受到影响，神经调节功能受损，容易引发高血压；

（4）吸烟和大量饮酒：长期吸烟和大量饮酒损害动脉血管，加重动脉硬化，血压升高；

（5）高血压家族史：高血压是多基因遗传病，因此父母患高血压的人也容易发生高血压。

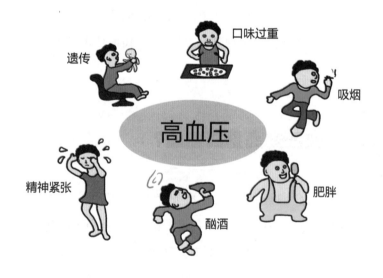

 问题 25　老年人高血压有什么特点？

随着年龄的增加，高血压的发生率逐渐升高。老年人单纯收缩期血压升高多见，即收缩压升高而舒张压正常。老年人随着年龄增高，大动脉弹性下降，动脉硬化导致收缩压上升而舒张压下降，使脉压差增高。老年人高血压的血压波动幅度也较大，且主要以收缩压波动为主。血压波动和脉压差越大，对心、脑、肾等靶器官损伤越大，越容易出现心脑血管病等。老年人各个脏器功能减退，且常常合并其他疾病，所以对药物反应差异较大，需要个体化治疗。

问题 26 发现血压增高怎么办？

发现高血压应到医院就诊，寻找血压升高的原因，是原发性高血压还是继发性高血压，因为有 5% ~ 10% 的高血压是继发的，由其他疾病引起，需要针对病因治疗。发现高血压后还应进行血脂和血糖的检查，以及检查有无心脏、脑和肾脏的损害。高血压治疗需要在医生的指导下进行规范的降压治疗，监测血压，改善生活方式，控制其他危险因素。

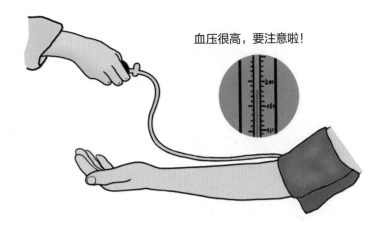

血压很高，要注意啦！

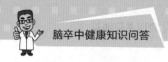

 问题 27 **高血压为什么需要治疗？**

有些高血压的患者并没有明显的症状，只是在体检时发现血压升高，由于没有明显的不适感，就觉得高血压没有必要治疗。除了我们前面提到的增加脑卒中风险外，血压升高还是多种疾病的"导火索"，会使冠心病、肾脏疾病及心力衰竭等疾病的发病风险增高。正是由于部分高血压患者并无明显的临床症状，高血压又被称为人类健康的"隐形杀手"。因此，高血压治疗的主要目的是防治心、脑血管病的发生及靶器官的损伤。很多高血压患者早期没有感觉，而一旦出现明显的症状，则往往标志着已经有了重要脏器的损害，错过了早期治疗的良机，所以，高血压无论有没有症状都应该坚持治疗。

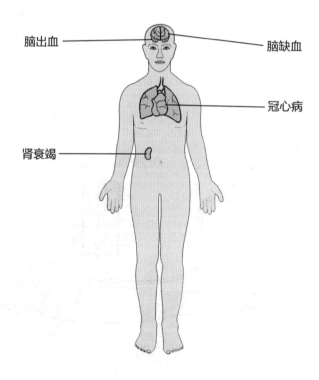

脑出血　　　　　　　　　　　脑缺血

冠心病

肾衰竭

问题 28

如何通过改善生活方式防治高血压？

1 首先要合理安排膳食，低盐低脂饮食，每天食盐量应控制在 5g 以内。

2 多吃一些含钾、钙丰富而含钠低的食物及新鲜的蔬菜和水果，适当增加海产品摄入。

3 还要适当运动，可选择步行、慢跑、游泳、骑车等有氧运动。

4 要戒烟限酒，同时保持心理平衡，心态平和。可以多参与轻松愉快的业余活动，多听听音乐，培养兴趣爱好，调节自己的精神状态，有助于防治高血压。

控制体重

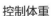

适量饮酒

高血压防治计划
（DASH 饮食）

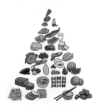

规律运动

限盐——小于 5g/d

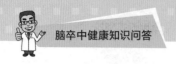

问题 29　高血压患者为什么限盐？

　　人体摄入盐量越多，血压水平越高，日均摄盐量每增加 1g，平均血压上升 2mmHg，舒张压上升 1.7mmHg。我国高血压病发病呈北高南低趋势，也说明了盐与高血压的关系，因为北方地区每人每天摄盐量远远高于南方。

　　成人每天需要盐量大约 3 ~ 5g，如摄入量过多，可造成体内水钠潴留，血管内压力升高，阻力增大，使心脏负荷加重，时间长了导致心脏肥大、心力衰竭、肾功能异常等病变。低盐饮食是高血压患者的基础治疗方法之一，高血压早期

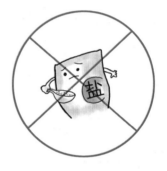

或轻度高血压，单纯限盐就可能使血压恢复正常。中度高血压患者限制食盐也是有益的，可增加降压药物的效果，减少药物用量。建议高血压患者每人每天摄盐量应小于 5g，不仅指食盐，还包括味精、酱油等含盐调料和火腿、腌制品等含盐的食物。

问题 30　高血压患者如何限盐？

　　烹调食物时少放盐，可以用醋、芝麻酱、咖喱、料酒、香料来调味，加葱、姜、蒜、大料等提味。尽量少吃含盐食品，如果吃了一些，就相应地减少烹调用盐。含盐食品包括味精、酱油、面酱、辣酱、腐乳等调味品，咸菜、咸鸭蛋等腌制品，火腿、香肠、

烧鸡等肉制品，还有一些甜点、冰激凌、话梅、饮料等，里面也含有较高的盐。高血压患者还可以适量摄入含钾的食物，特别是新鲜的蔬菜和水果。绿叶蔬菜如菠菜、苋菜、油菜等；豆类如黄豆、毛豆、豌豆等；水果如苹果、橘子、香蕉等；菌类、山药等含钾量也较高。

问题 31　吃保健品就可以降压吗？

保健品不可信，其他所谓的一些能够治疗或根除高血压的说法更是伪科学。高血压应当尽早到医院正规就诊，乱采取一些不科学的治疗方法，反而易导致中风等严重的心脑血管事件的发生。

问题 32　降压药不能用太早，对吗？

高血压会对心脏、脑、肾脏等多个器官造成损害。血压控制越早，越能减少重要器官的损害，远期的预后才越好，如果等到并发症出现才用药，那就已经错过了最佳治疗时机。

问题 33　"是药三分毒"，能少用尽量少用？

服用降压药确实可能会有一定的不良反应，但相比高血压致残、

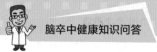
致死的严重后果而言，显然服用降压药获益更大。所以，要权衡利弊关系，如果没有严重肝脏、肾脏疾病，服用降压药利大于弊。

问题 34 高血压患者为什么要长期用药，平稳降压？

高血压的治疗通常是"终身"的，需要监测血压水平的变化，根据血压水平调整治疗，因此建议高血压患者对所用的治疗方案和血压水平进行记录，可作为参考。

人的血压在一天中是有波动的，一般在夜间睡眠中下降，早晨醒来后开始升高。收缩压有 20 ~ 40mmHg 的波动是正常的。因此，高血压患者可能需要一天中不同时段多次测量血压，如血压波动过大，超过了脑血管自身调节能力，就会引发脑卒中。

如患者血压不稳定，要考虑是否针对血压波动规律服药，是否应用了短效的降压药。因此提倡应用长效降压药物控制血压，防止

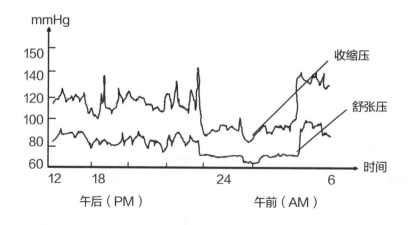

血压波动过大,而且降压不宜过快过低,以避免加重脑血流灌注不足。应用降压药物的高血压患者也不要自己随便换药、加药、减药或者停药,需要在医生的指导下调整治疗方案。

高血压患者血压正常了是不是可以停药?

确诊的高血压患者通常需要终身治疗,经降压药物治疗后,血压控制后可逐渐减少药物的剂量,但一般是需要长期用药的,如果终止治疗,血压还会升高。如血压水平较低,应在医生的指导下调整用药或停药,并需要密切观察血压变化,及时发现血压升高的趋势,立即就诊,在医生的指导下继续应用降压药物。

高血压患者血压需要控制在多少?

高血压患者的降压目标:在能耐受的情况下,逐步降压达标。一般高血压患者,应将血压降至 140/90 mmHg 以下;65 岁及以上老年人的收缩压应控制在 150mmHg 以下,如能耐受还可进一步降低;伴有肾脏疾病、糖尿病或病情稳定的冠心病的高血压患者治疗更宜个体化,一般可以将血压降至 130/80mmHg 以下,脑卒中后的高血压患者一般血压目标为 <140/90mmHg。处于急性期的冠心病或脑卒中患者,应按照相关指南进行血压管理。

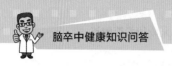 **降压药有哪几种类型？**

分类	降压药	
	通用名	商品名
利尿剂	双氢克尿噻	氢氯噻嗪
	螺内酯	安体舒通
	呋塞米	速尿
	托拉塞米	特苏尼等
	吲达帕胺	钠催离、寿比山等
β受体阻滞剂	阿替洛尔	氨酰心安等
	美托洛尔	倍他乐克等
	比索洛尔	康忻等
	卡维地洛	金络等
钙离子拮抗剂	硝苯地平	心痛定等
	硝苯地平控释片	拜新同等
	氨氯地平	络活喜等
	苯磺酸左旋氨氯地平	施慧达等
	非洛地平	波依定等
血管紧张素转化酶抑制剂 (ACEI)	卡托普利	开博通等
	依那普利	依那林等
	福辛普利	蒙诺等
	西那普利	一平苏等
	苯那普利	洛汀新等
	培哚普利	雅施达等
	赖诺普利	捷赐瑞等
血管紧张素Ⅱ受体拮抗剂 (ARB)	氯沙坦	科素亚等
	缬沙坦	代文等
	厄贝沙坦	安博维等
α受体阻滞剂	哌唑嗪	盐酸哌唑嗪等
	多沙唑嗪	伊舒通、络欣平等
	特拉唑嗪	高特灵、马沙尼等
	乌拉地尔	亚宁定等

降压药的分类

怎样选择降压药物？

有血压升高的患者，应到医院按医生建议使用降压药物。医生会充分考虑药物特点、作用机制、患者个体情况（例如年龄、有无头颈部大血管狭窄、肾脏疾病、心脏病、糖尿病等）等多方面因素来为患者个体化选择药物。

服用降压药如果血压不达标怎么办？

服用降压药的时候，通常从小剂量开始，然后按照说明书的推荐剂量即可。若 4 ~ 8 周后血压仍不达标者，应遵医嘱进行药物调整。

高血压患者如何预防脑卒中的发生？

高血压的治疗目标主要是将血压平稳控制在目标水平内，以减少脑卒中等并发症的发生。患者收缩压与舒张压的达标同等重要，但重点应放在收缩压的达标上。健康的生活方式对防治高血压非常重要，特别是正常血压高值者（收缩压 130 ~ 139 mmHg 或舒张压 80 ~ 89mmHg)，建议应用非药物或调整生活方式以降低血压。早期或轻度高血压患者应首先采用改变生活方式治疗，3 个月效果仍不佳者，应加用降压药物治疗。一旦患者开始应用降压药物治疗，需按时随诊，及时调整用药或剂量，维持目标血压水平。

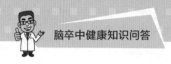

问题 41　高血压与脑卒中有什么关系？

　　高血压被认为是脑卒中最重要的危险因素，对所有卒中亚型均是如此。血压越高，发生脑卒中或复发脑卒中的机会就越大，有高血压的人比无高血压的人患脑卒中的危险高 7 倍。一方面，长期、持续的血压升高，会造成血管内皮的损伤，加快加重动脉硬化发展的速度和程度，更易发生脑梗死（缺血性脑卒中）；另一方面，由于动脉硬化，血管顺应性下降，在血压突然增高时，可能造成脑内血管破裂发生脑出血（出血性脑卒中）。

高血糖与脑卒中

问题 42　糖尿病为什么是脑卒中的危险因素？

　　糖尿病可加速动脉粥样硬化，而且这种影响是全身性的。糖尿病可以使脑卒中的风险增加 1 倍以上，而大约 20％的糖尿病患者最终将死于脑卒中。对于那些糖尿病前期患者，空腹血糖水平增高也会增加脑卒中的风险。糖尿病患者发生脑卒中的预后较差，死亡率也较高。

问题 43　血糖多高是糖尿病？

　　有典型糖尿病症状（多饮、多尿、多食、体重下降）的患者，随机血糖 ≥ 11.1mmol/L 或空腹血糖检测 ≥ 7.0mmol/L 或葡萄糖负荷后 2 小时血糖 ≥ 11.1mmol/L。如没有糖尿病症状的患者，需改日重复检查以明确诊断。空腹血糖需要至少 8 小时未进食热量后测量，随机血糖指不考虑上次用餐时间，一天中任意时间的血糖。

问题 44　糖尿病有几种类型？

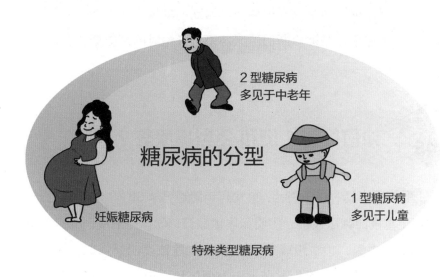

2 型糖尿病
多见于中老年

糖尿病的分型

1 型糖尿病
多见于儿童

妊娠糖尿病

特殊类型糖尿病

糖尿病主要分为 1 型糖尿病、2 型糖尿病、妊娠糖尿病和特殊类型糖尿病，前三者是临床常见类型。

1 1 型糖尿病又称胰岛素依赖型糖尿病，其主要发病机制是负责分泌胰岛素的胰岛 β 细胞破坏，导致胰岛素绝对缺乏。

2 2 型糖尿病又称非胰岛素依赖型糖尿病，其主要发病机制为胰岛素调控葡萄糖代谢能力的下降（胰岛素抵抗）伴随胰岛 β 细胞功能缺陷所导致的胰岛素分泌减少（或相对减少），也就是说患者体内产生胰岛素的能力并非完全丧失，有的患者体内胰岛素甚至产生过多，但胰岛素的作用效果较差，所以患者体内的胰岛素是一种相对缺乏状态。

3 妊娠糖尿病是在妊娠期间被诊断的糖尿病或糖调节异常，不包括已经被诊断的糖尿病患者妊娠时的高血糖状态。

问题 45 如何区别 1 型和 2 型糖尿病？

1 型糖尿病具有以下特点：①发病年龄通常 < 30 岁；②起病迅速；③中度至重度的临床症状；④明显体重减轻；⑤体型消瘦；⑥常有酮尿或酮症酸中毒；⑦空腹或餐后的血清 C 肽浓度明显降低；⑧出现自身免疫标记等。尽管儿童多见 1 型糖尿病，但儿童和青少年 2 型糖尿病的发病率正在不断增加，已成为社会关注的问题。

大多数 2 型糖尿病患者肥胖，起病隐匿，有 2 型糖尿病家族史，极少数为急性起病，表现为多饮、多尿、酮症。

哪些人容易患糖尿病？

　　具有下列任何一项及以上的糖尿病危险因素者：①年龄≥40岁；②有糖调节受损史；③超重和（或）中心型肥胖；④缺乏运动（静坐生活方式）；⑤一级亲属中有2型糖尿病家族史；⑥有巨大儿（出生体重≥4 kg）生产史或妊娠糖尿病史的女性；⑦高血压或正在接受降压治疗；⑧血脂异常或正在接受调脂治疗；⑨动脉粥样硬化性心脑血管疾病患者；⑩有一过性类固醇糖尿病病史者；⑪多囊卵巢综合征患者；⑫长期接受抗精神病药物和（或）抗抑郁药物治疗的患者。在上述各项中，糖调节异常患者是最重要的2型糖尿病高危人群，每年有1.5%～10.0%的患者进展为2型糖尿病。

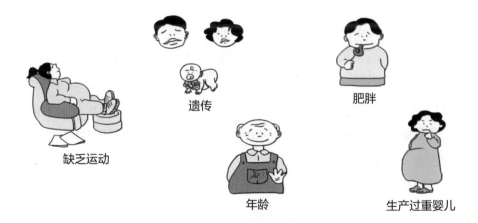

缺乏运动

遗传

肥胖

年龄

生产过重婴儿

老年人糖尿病的特点？

　　2型糖尿病是我国老年糖尿病的主要类型。随着年龄的增长，老年糖尿病患者的听力、视力、认知能力、自我管理能力及运动耐力下降，容易出现重复用药或遗漏用药的情况。新诊断的老年糖尿病多起病缓慢，无症状或症状不明显。多在常规体检或因出现并发症、伴发病就诊，检查血糖或尿糖时发现。但诊断糖尿病时一般已存在多种并发症，且比较严重。因此，老年人一旦发现糖尿病，应进行全面而细致的并发症筛查。另外，老年糖尿病患者对低血糖耐受性差，易出现无症状性低血糖及严重低血糖。反复低血糖发生会加重老年糖尿病患者的认知障碍，甚至诱发严重心脑血管病。

问题 48　什么是糖尿病前期？

　　糖调节受损即糖尿病前期，是介于糖尿病和正常血糖之间的一种状态，被认为是糖尿病的必经阶段，是糖尿病的预警信号。糖尿病前期主要包括空腹血糖受损和糖耐量减低。①空腹血糖受损是指糖负荷后 2 小时血糖正常 <7.8mmol/L，而空腹血糖高于正常，但尚未达到糖尿病水平，即 6.1 ~ 7.0mmol/L；②糖耐量减低是指空腹血糖正常 <7mmol/L，糖负荷后 2 小时血糖 7.8 ~ 11.1mmol/L。空腹血糖受损和糖耐量减低者约有 1/3 在几年后发展成糖尿病，有 1/3 维持不变，另外 1/3 转为正常。因此，这些人也应该经常检查，并且积极预防。

诊断	静脉血浆葡萄糖（单位：mmol/L）	
	空腹血糖	口服葡萄糖耐量试验后2小时血糖
正常	<5.6	<7.8
糖尿病前期 空腹血糖受损（IFG）	5.6 ~ 6.9	<7.8
糖尿病前期 糖耐量受损（IGT）	<5.6	7.8 ~ 11.0
糖尿病前期 IFG+IGT	5.6 ~ 6.9	7.8 ~ 11.0
糖尿病	>7.0	>11.1

问题 49 为什么要检测糖化血红蛋白？

　　糖化血红蛋白是人体血液中红细胞内的血红蛋白与血糖结合的产物。血糖和血红蛋白的结合生成糖化血红蛋白是不可逆反应，并与血糖浓度成正比，且保持120天左右，所以糖化血红蛋白测试通常可以反映患者近8 ~ 12周的血糖控制情况。糖化血红蛋白检测简便易行，结果稳定，变异性小，且不受进食时间及短期生活方式改变的影响。糖化血红蛋白≥ 6.5% 也可以作为诊断糖尿病的参考。

问题 50 糖尿病患者如何进行血糖的监测?

糖化血红蛋白是评价长期血糖控制的金指标,也是指导临床调整治疗方案的重要依据。在治疗之初,建议每3个月检测1次,一旦达到治疗目标可每6个月检测1次。

糖尿病患者在家中开展的血糖检测,用于了解血糖的控制水平和波动情况。采用便携式血糖仪进行毛细血管血糖检测是最常用的方法。每年应校准血糖仪1~2次。

问题 51 糖尿病患者应该在什么时间测血糖?

1 餐前血糖监测:适用于注射基础、餐时胰岛素的患者。当血糖水平很高时应首先关注空腹血糖水平。在其他降糖治疗有低血糖风险时也应测定餐前血糖。

2 餐后血糖监测:适用于注射餐时胰岛素的患者和采用饮食控制和运动控制血糖患者。在其空腹血糖和餐前血糖已获良好控制但糖化血红蛋白仍不能达标者,可通过检测餐后血糖来指导针对餐后高血糖的治疗。

3 睡前血糖监测:适用于注射胰岛素的患者,特别是晚餐前注射胰岛素的患者。

4 夜间血糖监测:用于了解有无夜间低血糖,特别在出现了不可解释的空腹高血糖时应监测夜间血糖。

出现低血糖症状或怀疑低血糖时应及时监测血糖。

 剧烈运动前后应监测血糖。

糖尿病患者应该多久测血糖？

（1）因血糖控制非常差或病情危重而住院治疗者应每天监测4～7次血糖，或根据治疗需要监测血糖，直至血糖得到控制。

（2）采用生活方式干预控制糖尿病的患者，可根据需要有目的地通过血糖监测了解饮食控制和运动对血糖的影响来调整饮食和运动。

（3）使用口服降糖药者可每周监测2～4次空腹或餐后血糖，或在就诊前1周内连续监测3天，每天监测7点血糖（早餐前后、午餐前后、晚餐前后和睡前）。

（4）使用胰岛素治疗者可根据胰岛素治疗方案进行相应的血糖监测：

1 用基础胰岛素的患者应监测空腹血糖，根据空腹血糖调整睡前胰岛素的剂量；

2 使用胰岛素的患者应监测空腹和晚餐前血糖，根据空腹血糖调整晚餐前胰岛素剂量，根据晚餐前血糖调整早餐前胰岛素剂量；

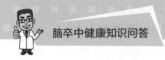
3 使用餐时胰岛素的患者应监测餐后血糖或餐前血糖，并根据餐后血糖和下一餐前血糖调整下一餐前的胰岛素剂量。

问题 53 有哪些因素可能影响糖尿病患者的血糖值？

即使规律饮食和治疗的情况下，糖尿病患者的血糖水平仍可能出现波动，环境、其他药物和行为等都可以影响血糖。寒冷刺激可使肾上腺素等胰岛素拮抗激素分泌增多，肌肉对糖的摄取下降，出现血糖的升高。夏天出汗增多，血液浓缩也会使血糖升高。因此糖尿病患者要注意补充水分，避免出现脱水。一些药物也可能会影响血糖水平，如一些降压药和治疗心脏病的药，会影响糖代谢，因此合用时注意药物剂量和监测血糖变化。

问题 54 糖尿病前期患者应如何预防脑卒中的发生？

糖尿病前期人群接受适当的生活方式干预可延迟或预防 2 型糖尿病的发生。推荐患者增加蔬菜摄入量、减少酒精和单糖的摄入量，鼓励超重或肥胖患者减轻体重，增加日常活动量，每天进行至少 20 分钟的中等强度活动；生活方式干预 6 年，可使以后 14 年的 2 型糖尿病累计发生风险下降 43%。糖尿病前期患者应通过饮食控制和运动降低糖尿病的发生风险，并定期随访，给予社会心理支持，以确保患者的良好生活方式能够长期坚持；定期检查血糖；同时，密切关注其他心血管疾病危险因素（如吸烟、高血压、血脂紊乱等），并给予适当的干预措施。具体目标为：①使超重或肥胖者体重指数 [体重指数（BMI）= 体重（kg）÷ 身高 ^{2}（m^2）] 达到或接近 24 kg/m^2，或体重至少减少 5% ~ 10% ；②每日饮食总热量至少减少 400 ~ 500 kcal（1 kcal = 4.184 kJ）；③饱和脂肪酸摄入占总脂肪酸摄入的 30% 以下；④中等强度体力活动，至少保持在 150 分钟 / 周。

问题 55 糖尿病患者应如何预防脑卒中的发生？

有脑血管病危险因素的人应定期检测血糖、糖化血红蛋白或糖耐量试验。糖尿病患者应改进生活方式，首先控制饮食，加强体育锻炼。改善生活方式 2 ~ 3 个月血糖控制仍不满意者，应在医生指导下进行药物治疗。不要认为用了降糖的药物就可以不用控制饮食，糖尿病患者在药物治疗的同时仍然要注意饮食，并注意监测血糖及做好记录，在医生指导下调整降糖药物。

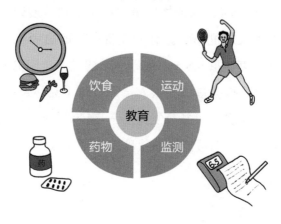

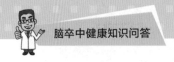

问题 56　糖尿病患者如何控制饮食？

(1) 脂肪： 膳食中由脂肪提供的能量不超过饮食总能量的 30%。饱和脂肪酸（以动物性脂肪为主，如猪油、牛油等）摄入量不应超过饮食总能量的 7%，尽量减少反式脂肪酸（以糕点、饼干、炸薯条、冰淇淋等食物为主）摄入。单不饱和脂肪酸（如橄榄油）是较好的膳食脂肪来源，在总脂肪摄入中的供能比宜达到 10% ~ 20%。多不饱和脂肪酸（如大豆油、葵花籽油等）摄入不宜超过总能量摄入的 10%，适当增加富含 n-3 脂肪酸的摄入。食物中胆固醇（如蛋黄、动物内脏含胆固醇较多）摄入量 < 300 mg/d。

(2) 碳水化合物： 膳食中碳水化合物所提供的能量应占总能量的 50% ~ 60%。对碳水化合物的计量、评估或体验是血糖控制的关键环节。糖尿病患者适量摄入糖醇和非营养性甜味剂是安全的。但是过多蔗糖分解后生成的果糖或添加过量果糖易致甘油三酯合成增多，使体脂积聚。每日定时进餐，尽量保持碳水化合物均匀分配。

(3) 蛋白质： 肾功能正常的糖尿病患者，推荐蛋白质的摄入量占供能比的 10% ~ 15%，保证优质蛋白质（如鱼、瘦肉、牛奶、豆类及豆制品等）摄入超过 50%。有显性蛋白尿的患者蛋白质摄入量宜限制在每日每千克体重 0.8 g。从肾小球滤过率（GFR）下降起，应实施低蛋白饮食，推荐蛋白质摄入量每日每千克体重 0.6 g，为防止发生蛋白质营养不良，可补充复方 α - 酮酸制剂。单纯摄入蛋白质不易引起血糖升高，但可能增加胰岛素分泌反应。

4 **饮酒**：糖尿病患者尽量不要饮酒。女性每天饮酒的酒精量不超过 15 g（15 g 酒精相当于 450ml 啤酒、150ml 葡萄酒或 50ml 低度白酒），男性不超过 25 g。每周不超过 2 次。应警惕酒精可能诱发的低血糖，避免空腹饮酒。具有 2 型糖尿病风险的个体应限制含糖饮料的摄入。

5 **膳食纤维**：豆类、富含纤维的谷物类（每份食物 ≥ 5 g 纤维）、水果、蔬菜和全麦食物均为膳食纤维的良好来源。提高膳食纤维摄入对健康有益。建议糖尿病患者达到膳食纤维每日推荐摄入量，即 14g/1000kcal。

6 **盐**：食盐摄入量限制在每天 6 g 以内，合并高血压患者更应严格限制其摄入量。同时应限制摄入含盐高的食物，如味精、酱油、盐浸等加工食品、调味酱等。

7 **微量营养素**：糖尿病患者容易缺乏 B 族维生素、维生素 C、维生素 D 以及铬、锌、硒、镁、铁、锰等多种微量营养素，可根据营养评估结果适量补充。长期服用二甲双胍者应防止维生素 B_{12} 缺乏。不建议长期大量补充维生素 E、维生素 C 及胡萝卜素等具有抗氧化作用的制剂，其长期安全性仍待验证。

问题 57　**糖尿病饮食自我管理可分哪三部曲？**

第 1 步：确定每日饮食总热量

首先算出您的理想体重：理想体重（kg）= 实际身高（cm）-105

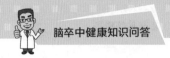

然后判定体重是否正常（如下表）：

计算公式	参照数值	体重评价
目前体重 – 理想体重 ÷ 理想体重 ×100%	≥ 20%	肥胖
	≥ 10%	超重
	± 10%	正常体重
	≤ – 10%	偏瘦
	≤ – 20%	消瘦

每日所需热量还与活动强度相关，活动强度不同，身体所需热量也不同。

劳动强度	举例	千卡/（千克理想体重·日）		
		消瘦	正常	肥胖
卧床休息		20~25	15~20	15
轻体力劳动	办公室职员、教师、简单家务	35	30	20~25
中体力劳动	学生、司机、外科医生、体育教师	40	35	30
重体力劳动	建筑工、搬运工、干重活的农民	45	40	35

每日所需总热量 = 理想体重 × 每日每千克 理想体重所需热量

第 2 步：计算每日所需食物交换份

食物交换份是一种常用的衡量热量大小的单位，通常约定每 1 个交换份产生 90 千卡热量，每日所需交换份 = 总热量 ÷90。

一份不同类食物交换份所提供的热量是相同的。同类食物在一定重量内所含的蛋白质、脂肪、碳水化合物和热量相近。不同类食物不能互换，同类食物可以互换。

常见食物交换份及互换举例。

 谷薯类　25 克大米 = 25 克小米 = 25 克绿豆 = 35 克馒头 = 35 克窝头 = 100 克土豆

 菜果类　500 克大白菜 = 500 克番茄 = 250 克红豆 = 200 克胡萝卜 = 500 克草莓

 肉蛋类　80 克对虾 = 50 克瘦羊肉 = 20 克瘦肉香肠 = 60 克鸡蛋 = 100 克豆腐

 油脂类　10 克花生油或豆油 = 15 克芝麻酱 = 15 克核桃仁 = 25 克花生米

热量计算公式

第 3 步：均衡营养，三餐巧搭配

（1）碳水化合物（糖类）　每日定时进餐，尽量保持碳水化合物均匀分配。

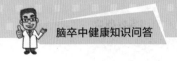

（2）蛋白质　肾功能正常的糖尿病患者，推荐蛋白质的摄入量占供能比的10% ~ 15%，保证优质蛋白质摄入超过50%。

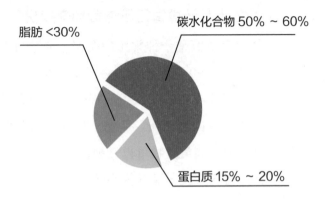

脂肪 <30%

碳水化合物 50% ~ 60%

蛋白质 15% ~ 20%

（3）脂肪　不超过饮食总能量的30%。一道菜不超过10ml油或者用普通汤匙装1勺油，每人每日的用油量不超过25ml或2.5勺。

（4）膳食纤维　豆类、富含纤维的谷物类、水果、蔬菜和全麦食物均为膳食纤维的良好来源。提高膳食纤维摄入对健康有益。

问题 58 一日三餐应该如何搭配最合理？

每天总热量算好后，最常见的分配方案是早餐1/5、午餐2/5、晚餐2/5，或者早、午、晚各占1/3。如果选择少食多餐的方案，可以在两餐之间和睡前加餐，加餐的热量从下一餐中扣除。

问题 59 糖尿病患者如何运动？

运动锻炼在2型糖尿病患者的综合管理中占重要地位。规律运动可增加胰岛素敏感性，有助于控制血糖，减少心血管危险因素，减轻体重，提升幸福感。规律运动 8 周以上可将 2 型糖尿病患者糖化血红蛋白降低 0.66%；坚持规律运动 12 ～ 14 年的糖尿病患者病死率显著降低。2 型糖尿病患者运动时应遵循以下原则：

（1）运动治疗应在医师指导下进行。运动前要进行必要的评估，特别是心肺功能和运动功能的医学评估（如运动负荷试验等）。不宜晨起空腹锻炼，容易发生低血糖，餐后 1 ～ 1.5 小时是运动的最佳时间。

（2）空腹血糖 > 16.7 mmol/L、反复低血糖或血糖波动较大、有酮症酸中毒等急性代谢并发症、合并急性感染、增殖性视网膜病、严重肾病、严重心脑血管疾病（不稳定型心绞痛、严重心律失常、短暂性脑缺血发作）等情况下禁忌运动，病情控制稳定后方可逐步恢复运动。

（3）成年糖尿病患者每周至少 150 分钟（如每周运动 5 天，每次 30 分钟）中等强度（50% ～ 70% 最大心率，运动时有点用力，心跳和呼吸加快但不急促）的有氧运动。

（4）中等强度的体育运动包括：快走、打太极拳、骑车、乒乓球、羽毛球和高尔夫球。较强体育运动有：舞蹈、有氧健身操、慢跑、游泳、骑车上坡。

（5）如无禁忌证，每周最好进行 2 次抗阻运动、锻炼肌肉力量和耐力，如哑铃、沙袋、弹簧等健身器械。训练时阻力为轻或中度。联合进行抗阻运动和有氧运动可获得更大程度的代谢改善。

（6）运动项目要与患者的年龄、病情及身体承受能力相适应，并定期评估，适时调整运动计划。

（7）记录运动日记，有助于提升运动依从性。

（8）养成健康的生活习惯。培养活跃的生活方式，如增加日常身体活动，减少静坐时间，将有益的体育运动融入日常生活中。

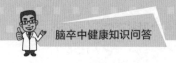

（9）运动前后要加强血糖监测，运动量大或激烈运动时应建议患者临时调整饮食及药物治疗方案，以免发生低血糖。

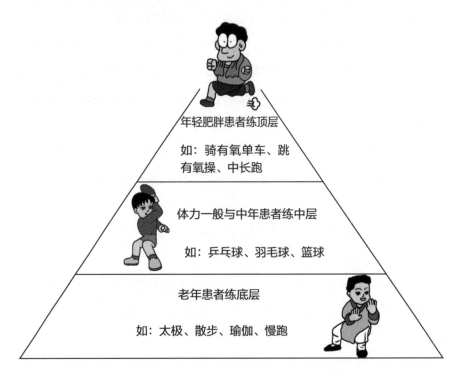

年轻肥胖患者练顶层

如：骑有氧单车、跳有氧操、中长跑

体力一般与中年患者练中层

如：乒乓球、羽毛球、篮球

老年患者练底层

如：太极、散步、瑜伽、慢跑

问题 60 口服降糖药有哪些？

高血糖的药物治疗多基于纠正导致人类血糖升高的两个主要病理生理改变——胰岛素抵抗和胰岛素分泌受损。根据作用效果的不同，口服降糖药可分为主要以促进胰岛素分泌为主要作用的药物（磺脲类、格列奈类、二肽基肽酶4抑制剂等，如格列吡嗪、瑞格列奈、西格列汀等）和通过其他机制降低血糖的药物（双胍类、α-糖苷酶抑制剂等，如二甲双胍、拜糖平等）。磺脲类和格列奈类直接刺

激胰岛 β 细胞分泌胰岛素；双胍类的主要药理作用是减少肝脏葡萄糖的输出；α-糖苷酶抑制剂的主要药理作用为延缓碳水化合物在肠道内的消化吸收。糖尿病的医学营养治疗和运动治疗是控制 2 型糖尿病高血糖的基本措施。在饮食和运动不能使血糖控制达标时，应在医生的指导下及时采用药物治疗。

问题 61 糖尿病患者什么情况下需要应用胰岛素治疗？

胰岛素治疗是控制高血糖的重要手段。1 型糖尿病患者需依赖胰岛素维持生命，也必须使用胰岛素控制高血糖并降低糖尿病并发症的发生风险。2 型糖尿病患者虽不需要胰岛素来维持生命，但当口服降糖药效果不佳或存在口服药使用禁忌时，仍需使用胰岛素，以控制高血糖并减少糖尿病并发症的发生风险。在某些时候，尤其是病程较长时，胰岛素治疗可能是最主要的，甚至是必需的控制血糖措施。

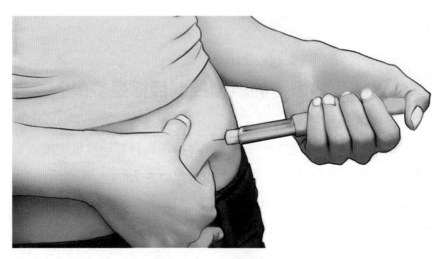

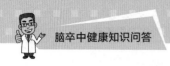

问题 62 **胰岛素有哪些种类？**

胰岛素种类	
剂型	胰岛素名称
超短效 / 速效	诺和锐
	优泌乐
短效	诺和灵 R
	优泌林 R
中效	诺和灵 N
	优泌林 N
长效	鱼精蛋白锌胰岛素（PZI）
长效类似物	诺和平
	来得时（甘精胰岛素）
	长秀霖（重组甘精胰岛素）
预混胰岛素	诺和灵 30R
	诺和灵 50R
	优泌林 70/30
	诺和锐 30

问题 63 **糖尿病患者的血糖控制目标是多少？**

（1）在避免发生低血糖情况下，血糖控制目标应尽可能接近正常（空腹血糖 < 6.0mmol/L，餐后 2 小时血糖 < 7.8mmol/L）；

（2）糖化血红蛋白（HbA1c）控制目标为 < 6.5%，显著减少糖尿病微血管损害、大血管事件及周围神经并发症；

（3）血糖 < 2.8mmol/L 时，可给予 10% ~ 20% 葡萄糖口服或注射治疗（卒中后低血糖发生率较低，但低血糖可直接导致脑缺血损伤及水肿加重，对预后不利，故应尽快纠正低血糖）。

合并糖尿病的脑卒中患者，应注意保持乐观心态，积极参加糖尿病健康宣教，积极配合医生治疗，积极自我监测和管理血糖。但是血糖控制的目标应该个体化，特别是要避免低血糖。

问题 64 糖尿病合并高血压的患者如何预防脑卒中？

高血压是糖尿病的常见并发症或伴发病之一，我国门诊就诊的 2 型糖尿病患者中约 30% 伴有已诊断的高血压。2 型糖尿病患者合并高血压通常是多种心血管代谢危险因素并存的表现，高血压可出现在糖尿病发生之前。糖尿病合并高血压使脑卒中的风险明显增加，并且病死率较高，控制高血压可显著降低脑卒中的风险。糖尿病合并高血压的患者收缩压控制目标应该 < 140 mmHg，舒张压应控制在 < 80 mmHg。部分患者，如年轻没有并发症的患者可将收缩压控制在

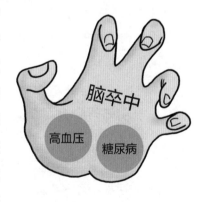

130mmHg 以内。生活方式干预是控制高血压的重要手段，主要包括合理饮食、规律运动、戒烟限盐、控制体重、限制饮酒、心理平衡等。糖尿病患者的血压水平如果超过 120/80 mmHg 即应开始生活方式干预以降低血压和预防高血压的发生。血压 ≥ 140/80mmHg

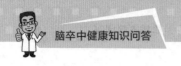
者可考虑开始降压治疗。糖尿病患者收缩压 ≥ 160mmHg 时必须进行降压治疗。

 问题 65 糖尿病合并血脂异常的患者如何预防脑卒中？

糖尿病患者每年应至少检查 1 次血脂（包括低密度脂蛋白、总胆固醇、甘油三酯及高密度脂蛋白）。接受调脂药物治疗者，根据评估疗效的需要可增加检测次数。糖尿病患者保持健康的生活方式是维持健康的血脂水平和控制血脂紊乱的重要措施，主要包括减少饱和脂肪酸、反式脂肪酸和胆固醇的摄取；增加 n-3 脂肪酸、黏性纤维、植物固醇 / 甾醇的摄入；减轻体重（如有指征）；增加体力活动。

在进行调脂药物治疗时，应将降低低密度脂蛋白胆固醇（LDL-C）作为首要目标。所有下列糖尿病患者，无论基线血脂水平如何，应在生活方式干预的基础上使用他汀类药物（如阿托伐他汀、辛伐他汀、瑞舒伐他汀等）：

1	明确的心血管疾病，LDL-C 的控制目标为 < 1.8mmol/L；
2	无心血管疾病，但年龄超过 40 岁并有一个或多个心血管疾病危险因素者（早发性心血管疾病家族史、吸烟、高血压、血脂紊乱或蛋白尿），LDL-C 的控制目标为 < 2.6mmol/L；

3 对低风险患者（如无明确心血管疾病且年龄在 40 岁以下），如果患者 LDL-C > 2.6 mmol/L 或具有多个心血管疾病危险因素，在生活方式干预的基础上，应考虑使用他汀类药物治疗。LDL-C 的控制目标为 < 2.6mmol/L。

问题 66 血脂异常会增加脑卒中的风险吗？

血脂异常与缺血性脑卒中发生有关。研究表明，总胆固醇每升高 1mmol/L，脑卒中发生率就会增加 25%。高密度脂蛋白胆固醇每升高 1mmol/L，发生缺血性脑卒中的可能性可以减少 47%。非空腹甘油三酯水平每增加 1mmol/L，缺血性脑卒中风险增加 15%。

血脂异常可导致动脉粥样硬化。如果颈动脉或椎动脉中的某一条或多条血管管壁出现动脉粥样硬化斑块，好比老化的水管子一样有很多的锈垢，这些斑块的碎片一旦掉下来，就可能顺着血流进入脑动脉造成脑梗死。即使这些斑块很稳定不会掉落，但随着斑块的进展，就像水管子上的锈垢越来越大、越来越多，管腔就会狭窄，水流通过的量减少，远端的土地得不到足够浇灌就会发生干旱，同理远端局部脑组织得不到足够的血供就会发生梗死。

问题 67 血脂包括哪些项目？

血脂是血浆中的胆固醇、甘油三酯和类脂（如磷脂）等的总称。

与临床密切相关的血脂主要是胆固醇和甘油三酯，其他还有游离脂肪酸和磷脂等。循环血液中的胆固醇和甘油三酯，必须与特殊的脂白质即载脂蛋白结合形成脂蛋白，才能被运输至组织进行代谢。临床上检测血脂的项目较多，血脂的基本检测项目为总胆固醇（TC）、甘油三酯（TG）、高密度脂蛋白胆固醇(HDL-C)和低密度脂蛋白胆固醇（LDL-C）。通俗理解，低密度脂蛋白胆固醇是"坏"胆固醇，越低越好；而高密度脂蛋白胆固醇是"好"胆固醇，越高越好。

①总胆固醇：常随年龄而上升，但到 70 岁后不再上升甚或有所下降，中青年期女性总胆固醇水平低于男性，但女性绝经后较同年龄男性高。长期高胆固醇、高饱和脂肪酸摄入可造成总胆固醇升高。总胆固醇水平还与遗传有关。

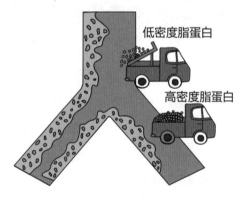

低密度脂蛋白

高密度脂蛋白

1. 低密度脂蛋白：将脂肪运到血管堆积到血管壁
2. 高密度脂蛋白：将脂肪运走

②甘油三酯：也受遗传和环境因素的双重影响，但其更容易受到饮食的影响。

③高密度脂蛋白：能将外周组织如血管壁内胆固醇转运至肝脏进行分解代谢，具有抗动脉粥样硬化作用，能够降低心血管病发病危险的因素，也称"保护性因素"。

④低密度脂蛋白：其水平增高是动脉粥样硬化发生、发展的重要危险因素，增加脑卒中的发生风险。

哪些人需要检测血脂？

建议 20 岁以上的成年人至少每 5 年测量 1 次空腹血脂，40 岁以上男性和绝经期后女性应每年均进行血脂检查，包括总胆固醇、甘油三酯、低密度脂蛋白、高密度脂蛋白测定。对于缺血性心脑血管病及其高危人群，则应每 3 ~ 6 个月测定 1 次血脂。

血脂检测的重点对象：

（1）已有冠心病、脑血管病或周围动脉粥样硬化病者；

（2）有高血压、糖尿病、肥胖、吸烟者；

（3）有冠心病或动脉粥样硬化病家族史者，尤其是直系亲属中有早发冠心病或其他动脉粥样硬化性疾病者；

（4）有皮肤黄色瘤者；

（5）有家族性高脂血症者。

发现高脂血症怎么办？

发现血脂异常后，应积极开始降血脂治疗，主要包括改变不良的生活方式和药物治疗。改变不良的生活方式包括饮食需减少摄入饱和脂肪酸和胆固醇，多吃蔬菜、控制主食、水果适量、多食高纤维食物，常食用奶类、豆类及其制品，多饮水，少食盐，少吃甜品，并且戒烟限酒，也鼓励开始轻、中度的体育锻炼。约 6 ~ 8 周后，应复查血脂水平，如果已达标或有明显改善，应继续维持健康的生活方式。否则，需要对膳食治疗再强化，增加膳食纤维的摄入，如

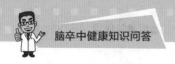

全谷类食物、水果、蔬菜、各种豆类。6～8周后再复查血脂水平，如检测结果表明单纯改善生活方式仍不能使血脂达标，应考虑加用药物治疗。

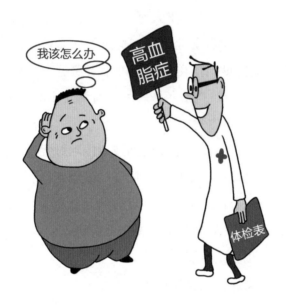

 问题 70　高脂血症患者如何改善生活方式？

　　恰当的生活方式改变对多数血脂异常者能起到与降脂药相近似的治疗效果，在有效控制血脂的同时，可以有效减少脑卒中的发生。主要包括：减少饱和脂肪酸和胆固醇的摄入，选择能够降低低密度胆固醇的食物（如植物甾醇、可溶性纤维），减轻体重，增加有规律的体力活动，同时采取降低其他心脑血管病危险因素的措施如戒烟、限盐以降低血压等。

高脂血症患者膳食评价项目评分	
1	您近 1 周吃肉 <75 克 / 天：0= 是，1= 否
2	您吃肉种类：0= 瘦肉，1= 肥瘦肉，2= 肥肉，3= 内脏
3	您近 1 周吃蛋数量：1=0 ～ 3 个 / 周，2=4 ～ 7 个 / 周，3=7 个以上 / 周
4	您近 1 周吃煎炸食品数量（油饼、油条炸糕等）：0= 未吃，1=1 ～ 4 次 / 周，2=5 ～ 7 次 / 周，3=7 次以上 / 周
5	您近 1 周吃奶油糕点的次数：0= 未吃，1=1 ～ 4 次 / 周，2=5 ～ 7 次 / 周

注：总分 <3 为合格；总分 3 ～ 5 为轻度膳食不良；总分 >6 为严重膳食不良

问题 71

高脂血症患者如何膳食治疗？

对于高胆固醇血症进行膳食治疗的目的不仅是降低血清胆固醇，同时需要保持患者在其性别、年龄及劳动强度的具体情况下有一个营养平衡的健康膳食，还有利于降低心血管病的其他危险因素，增加保护因素。

中国人膳食中以上几种成分的主要食物来源如下：①饱和脂肪酸：家畜肉类（尤其是肥肉）、动物油脂、奶油糕点；②胆固醇：蛋黄、蛋类制品、动物内脏、鱼子、鱿鱼、墨鱼；③总脂肪：肉类（尤其肥肉）、动物油脂、植物油（多数植物油虽然能提供不饱和脂肪酸，但和动物油一样能提供较高的热量，有些植物油也含一定量的饱和脂肪酸，故植物油也不应摄入过多）。

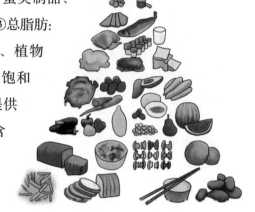

问题 72 高脂血症的膳食控制具体方案是什么？

方案 1　肉类食品，每日应限制在 75g 以下，品种应以瘦猪、牛、羊肉以及去皮的鸡、鸭肉为佳，应避免吃肥肉、鸡、鸭的皮和加工的肉制品（如肉肠）等。此外，鱼子、鱿鱼、动物的内脏，如肝、脑、肾、肺、肚（胃）、肠均属严格限食的品种。

方案 2　鸡蛋、鸭蛋的蛋清，每周可以吃 3 ~ 4 个，而蛋黄应属少吃食品。

方案 3　奶中含有丰富的蛋白和钙质，有益于人体的健康，每日可摄入 250g 的牛奶，但全脂奶粉、乳酪等奶制品则属限制食品。

方案 4 食用油，每日限用 20g，品种可选花生油、菜籽儿油、豆油、葵花子油、色拉油、调和油、香油（芝麻油），但应避免吃棕榈油、猪油、牛羊油、奶油、鸡鸭油和黄油。

方案 5 糕点和甜食，最好严格限制，特别不应经常吃油饼、油条、炸糕以及奶油蛋糕等。巧克力、冰淇淋、雪糕也属限制食品。

方案 6 糖类，每日限制在 10g 以下，最好只吃白糖或红糖。

方案 7 蔬菜，不需加以限制，每日可吃 400～500g，最好多吃带深绿色的叶菜或红黄色的蔬菜。

方案 8 新鲜水果，限于每日 50g，可以包括各种水果在内，但不可多吃加工的果汁或加糖果味饮料。

方案 9 食用盐，限于每日 6g，不应额外增食黄酱、豆瓣酱、咸菜、豆腐乳等。

方案 10 主食，限于每日 500g 左右（肥胖者应酌情减少），并以米、面、杂粮为宜，还可吃些豆类，但限于每日 30g（或豆腐 150g 或豆腐干 45g），避免常吃油豆腐、豆腐泡、素什锦等。

方案 11 控制体重除应限制膳食中的高热量食品如脂肪、甜食之外，还应增加体育锻炼，如快步走、慢跑、体操、骑自行车等，每天坚持 20～30 分钟，以达到热量收支平衡。超重肥胖、血清甘油三酯增高者除按照上述治疗方案外，还应适当控制主食，即吃"八成饱"。

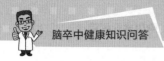

问题 73 怎样升高高密度脂蛋白？

单纯低高密度脂蛋白血症的患者，首先采用改善生活方式的措施，鼓励进行生活方式的改变，包括戒烟、减轻体重、增加不饱和脂肪酸摄入、规律运动以及适量饮酒，以达到升高高密度脂蛋白的目标。如果低高密度脂蛋白血症伴有其他血脂异常，可在医生的指导下应用药物治疗。

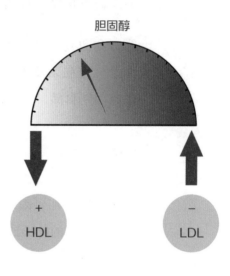

问题 74 老年人控制血脂为什么需要个体化方案？

对于老年脑卒中危险人群同样应进行积极的调脂治疗。由于老年人患脑卒中的风险高于一般成年人，其调脂治疗的收益可能较好。肝肾功能正常的老年人采用的调脂药物的剂量一般无需特别考虑。但由于老年人常伴有多种慢性疾病需服用多种药物治疗，加之有不同程度的肝肾功能减退及药物的代谢动力学改变，容易发生药物相互作用和不良反应。因此，降脂药物剂量的选择需要个体化，起始剂量不宜太大，在监测肝肾功能和肌酶的条件下合理调整药物用量。

在出现肌无力、肌痛等症状时需与老年性骨、关节和肌肉疾病鉴别，及时复查肌酶水平。

 问题 75 **降脂药有哪些种类？**

降脂药的种类		
分类	降脂药	
	通用名	商品名
他汀类	洛伐他汀	美降之等
	辛伐他汀	舒降之等
	普伐他汀	普拉固等
	氟伐他汀	来适可等
	阿托伐他汀	立普妥等
	瑞舒伐他汀	可定等
贝特类	环丙贝特	卡比瑞克等
	苯扎贝特	阿贝他等
	非诺贝特	力平之等
	吉非贝齐/吉非罗齐	新斯达等
胆酸螯合剂	考来烯胺	消胆胺等
	考来替泊	降胆宁等
胆固醇吸收抑制剂	依折麦布	益适纯等
其他	普罗布考	丙丁酚等

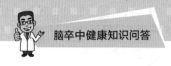

 问题 **76** **他汀类降脂药的使用要注意什么问题?**

（1）出血性脑卒中早期不推荐使用他汀类降脂药。他汀类降脂药并不是万能药，它在出血性脑卒中的早期是不推荐使用的。

（2）他汀类常用剂量：按说明书或者医嘱服用，根据血脂下调水平调整药量。

（3）他汀类服药时间：他汀类药物适宜晚上服用，因为人体合成胆固醇在夜间最活跃，而他汀类主要就是通过限制胆固醇的合成起作用的，因此晚上服用可以获得最好的降脂效果。

问题 **77** **使用他汀类降脂药期间需要监测
什么指标?**

研究表明，长期服用他汀类药物是安全的。但是在用药期间，需要定期复查血脂、肝功能、肌酸激酶等指标，一般是用药前和用药 1～3 个月后到医院复查。血脂监测是为了明确他汀类药物的治疗效果及加强患者依从性；而监测肝功能及肌酸激酶是因为他汀类药物两个重要的副作用就是肝脏毒性及肌肉毒性：

1 如果肝功能及肌酸激酶均正常，说明患者耐受性良好，可长期服用，以后隔 6～12 个月复查一次即可；

2 如果肝功能和肌酸激酶指标只是轻度增高，暂不用调整用药，定期监测即可；

3 如果指标明显增高（肝功能转氨酶超过正常上限 3 倍，肌酸激酶超过正常上限 5 倍），应遵医嘱酌情减量或停药观察一段时间即可恢复。

问题 78 血脂不高就可以停降血脂药物了吗？

已经有动脉粥样硬化的人群或者有脑卒中高危因素的人群应该长期服用降脂药，降脂药不仅仅可以降低血脂，还可减慢动脉粥样硬化发展进程，尤其是稳定动脉粥样硬化斑块。如果颈动脉超声提示颈动脉有斑块，尤其是不稳定斑块，即使血脂不高，也应长期服用他汀类降脂药来稳定斑块，预防脑卒中。

问题 79 按时服用降脂药物能使血管斑块缩小吗？

斑块形成的机制比较复杂，不是所有斑块对药物治疗都起反应。虽然研究表明他汀类药物可以稳定斑块，有一些斑块可能会缩小，但是大部分不会缩小。其实只要斑块稳定没有溃疡或脱落就不用担心。

总之，调脂治疗应在非药物治疗（低盐低脂饮食＋运动）基础上，根据血脂异常类型、药物的作用机制以及调脂治疗的目标来选择调脂药物。在治疗中应充分发挥他汀类的作用，做到早期、足量、

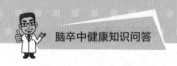

合理使用。尽早使用调脂药,起始剂量应充分。另外,对于介入术后或搭桥患者,强化降低胆固醇治疗,比常规剂量有更大获益。

问题 80 高脂血症患者如何预防脑卒中的发生?

40岁以上男性和绝经期后女性应每年进行血脂检查;脑卒中高危人群建议定期(6个月)检测血脂。患者生活方式改变是治疗血脂异常的首要步骤,必须贯穿治疗的全过程,包括:减少饱和脂肪酸和胆固醇的摄入、戒烟、减轻体重、增加有规律的体力活动等。

药物选择应根据患者的血脂水平及血脂异常分型来决定。治疗过程中应严格监测药物的不良反应,包括肝肾功能、肌酶水平等。他汀类药物治疗可降低动脉粥样硬化性患者的脑卒中风险,其在降

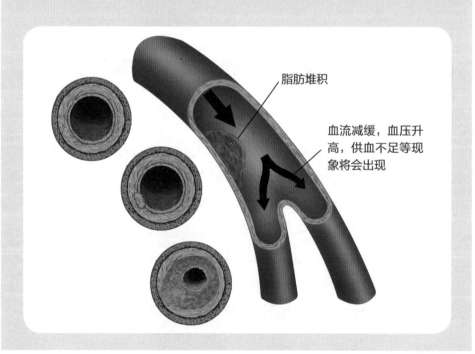

脂肪堆积

血流减缓,血压升高,供血不足等现象将会出现

低血脂的同时，具有抗动脉粥样硬化作用，可降低脑卒中风险，对于他汀类药物无法耐受的患者，可以考虑采用非他汀的降脂疗法。

血脂异常伴高血压、糖尿病、心血管病患者为脑卒中高危/极高危状态，此类患者不论基线 LDL-C 水平如何，均提倡采用改变生活方式和他汀类药物治疗，将 LDL-C 降至 1.8 mmol/L 以下或使 LDL-C 水平比基线时下降 30%～40%。

睡眠障碍与脑卒中

 81 **睡眠障碍和脑卒中有关吗？**

人的一生约 1/3 是在睡眠中度过的，良好的睡眠有助于人体消除疲劳、保护大脑、恢复体力和精力。睡眠障碍是指睡眠数量、质量、时间及节律紊乱。睡眠障碍患者易并发脑卒中，脑卒中后睡眠障碍发病率也较高。与脑卒中相关的睡眠障碍包括阻塞性睡眠呼吸暂停综合征（OSAS）、失眠及不安腿综合征（RLS），目前研究认为，OSAS 是脑卒中的危险因素。

 82 **什么是阻塞性睡眠呼吸暂停综合征（OSAS）？**

阻塞性睡眠呼吸暂停综合征是指成年人每晚 7 小时的睡眠期间

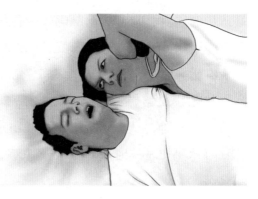

中呼吸暂停发作次数达30次以上或呼吸暂停低通气指数，即平均每小时睡眠中呼吸暂停和低通气的次数≥每小时5次，每次发作时，口、鼻气流停止流通达10秒或更长时间，并伴血氧饱和度下降等。流行病学调查估计，男性发病率约17%～26%，女性约9%～28%。

问题 83　为什么阻塞性睡眠呼吸暂停综合征（OSAS）是脑卒中的危险因素？

阻塞性睡眠呼吸暂停综合征可能会增加脑卒中的风险，并且与睡眠呼吸暂停严重性有关。阻塞性睡眠呼吸暂停综合征导致脑卒中的机制包括引起低氧血症、高碳酸血症、交感神经兴奋、夜间高血压、血管内皮细胞的损伤、凝血系统异常、颅内血流动力学改变以及血氧饱和度减少。

问题 84　阻塞性睡眠呼吸暂停综合征（OSAS）与脑卒中共同的危险因素有哪些？

阻塞性睡眠呼吸暂停综合征与脑卒中有共同的危险因素，包括高血压、高龄、肥胖、冠心病、血黏度增高、儿茶酚胺分泌增加等。

目前研究认为，阻塞性睡眠呼吸暂停综合征既是急性脑卒中发病的独立危险因素，又可能与急性脑卒中的发生互为因果关系，但具体致病机制尚不明确。

阻塞性睡眠呼吸暂停综合征（OSAS）的患者如何预防脑卒中？

有睡眠呼吸紊乱的高风险人群应进行筛查，有条件时可行多导睡眠图，监测睡眠呼吸紊乱。超重或肥胖者，减轻体重尤其重要，限制超重患者的食物摄入量，增加运动。注意改善生活方式，如戒烟限酒；取侧卧位睡眠，适当抬高床头；按时作息，白天避免过度劳累等。对有严重睡眠呼吸暂停的患者可进行持续气道正压通气（CPAP）等治疗。经口持续气道正压通气是中至重度 OSAS 的首选治疗，OSAS 成功治疗可以改善低氧血症、控制血压、降低心律失常的发生率等。

其他危险因素与脑卒中

什么是代谢综合征？

代谢综合征是一组以肥胖、高血糖（糖尿病或糖调节受损）、血脂异常以及高血压等聚集发病，严重影响机体健康的临床综合征，

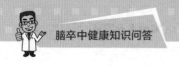
是一组在代谢上相互关联的危险因素的组合，这些因素直接促进了动脉粥样硬化性心脑血管疾病的发生，也增加了 2 型糖尿病的发生风险，代谢综合征患者是脑卒中的高危人群。具体诊断标准如下：

1 腹型肥胖：男性腰围 ≥ 90cm，女性腰围 ≥ 85cm；

2 高血糖：空腹血糖 ≥ 6.1 mmol/L 或糖负荷后 2 小时血糖 ≥ 7.8 mmol/L 和（或）已确诊为糖尿病并治疗者；

3 高血压：血压 ≥ 130/85mmHg 和（或）已确认为高血压并治疗者；

4 空腹甘油三酯 ≥ 1.70 mmol/L；

5 空腹高密度脂蛋白胆固醇（HDL-C）< 1.04mmol/L。

具备以上 3 项或更多项即可诊断。

问题 87　代谢综合征患者如何预防脑卒中？

积极且持久的生活方式干预是达到上述目标的重要措施。原则上应先启动生活方式干预，然后是针对各种危险因素的药物治疗。保持理想的体重、适当运动、改变饮食结构以减少热量摄入、戒烟和不过量饮酒等，不仅能减轻胰岛素抵抗和高胰岛素血症，也能改善糖耐量和其他心血管疾病危险因素。针对各种危险因素，如糖尿病或糖调节受损、高血压、血脂紊乱以及肥胖等的药物治疗，治疗目标如下：

1 体重在 1 年内减轻 7%～10%，争取达到正常 BMI 和腰围;

2 血压：糖尿病患者 < 130/80 mmHg，非糖尿病患者 < 140/90mmHg;

3 低密度脂蛋白胆固醇（LDL-C）< 2.60 mmol/L、甘油三酯 < 1.70mmol/L、高密度脂蛋白胆固醇（HDL-C）> 1.04 mmol/L（男性）或 > 1.30mmol/L（女性）;

4 空腹血糖 < 6.1 mmol/L、餐后 2 小时血糖 < 7.8 mmol/L 及糖化血红蛋白 < 7.0%。

问题 88　为什么有心脏病的人容易发生脑卒中?

单独心房颤动（房颤）可以使脑卒中风险增加 4～5 倍，房颤患者的脑卒中发生率达 12.1%，以缺血性脑卒中为主，明显高于非房颤人群的 2.3%。房颤患者应由专业医生进行风险评估，权衡利弊，决定进行何种抗栓治疗。除房颤外，其他类型心脏病也会增加脑卒中的危

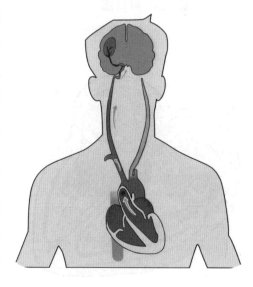

险，如急性冠状动脉综合征和瓣膜性心脏病以及先天性心脏病。怀疑为心脏病的患者，应积极找专科医师治疗；可根据患者的总体情况及可能存在的其他危险因素制订具体的脑卒中预防方案。

问题 89 心房纤维性颤动（房颤）患者如何预防脑卒中的发生？

40 岁以上的成年人应定期体检，早期发现心房颤动。确诊为心房颤动的患者，应积极找专科医师治疗。对于年龄 > 65 岁的患者，建议在社区医院或乡镇卫生院通过脉搏评估联合常规心电图检查进行心房颤动筛查。应由专业医生对心房颤动患者的危险因素进行分层，评估出血风险，并根据患者意愿以及当地医院是否可以进行必要的抗凝监测，决定进行何种抗栓治疗。

瓣膜性心房颤动患者，危险分层较高且出血性并发症风险较低的人群，建议长期口服华法林抗凝治疗，国际标准化比值 (INR) 目标值范围在 2 ~ 3。非瓣膜性心房颤动患者可选择华法林 (INR 目标

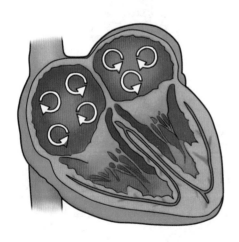

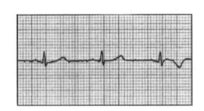

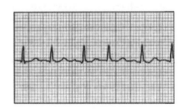

范围 2 ～ 3), 在有条件的情况下, 也可选择新型抗凝剂, 如达比加群、阿哌沙班及利伐沙班。

非瓣膜房颤患者, 危险分层较高且出血性并发症风险较低的患者, 建议口服抗凝治疗; 危险分层较低且出血性并发症风险较低的患者, 根据患者的意愿选择是否进行抗栓治疗。危险分层最低的非瓣膜性房颤患者, 不需要抗血栓治疗。对于不适合长期抗凝治疗的心房颤动患者, 在有条件的医疗机构可考虑手术治疗。

问题 90 预防脑卒中应注意哪些诱发因素?

除了上述危险因素外, 可能诱发脑卒中的因素还包括: 情绪激动、精神紧张、天气的突然变化、生活不规律以及各种原因造成的血压骤升骤降等。情绪激动可使大脑皮质及下丘脑处于高度兴奋状态, 引起交感神经兴奋和小动脉痉挛等, 诱发脑卒中。秋冬季气温突然下降使交感神经兴奋、血管收缩、血黏度升高, 诱发脑卒中。

问题 91 为什么老年人容易患脑卒中?

年龄是脑卒中的主要危险因素, 脑卒中发病在 45 岁后增长明显, 65 岁以上人群增长更加显著, 75 岁以上发病率是 45 ～ 54 岁人群的 5 ～ 8 倍。随着年龄的增长, 人体血管壁发生退行性改变, 特别是动脉粥样硬化, 是发生脑卒中的病理基础。老年人都可能有动脉硬化,

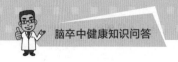
只是发生的程度不同。进入老年阶段，肥胖、高脂血症、高血压、糖尿病等发病率较高，以及长期烟酒嗜好、妇女绝经期之后，这些因素都可以导致动脉硬化加重，从而容易导致脑卒中的发生。

问题 92　年轻人会不会得脑卒中？

　　青年人脑卒中占全部卒中的 5% ～ 15%，近年来，随着生活水平的提高与生活节奏的加快，脑卒中发病呈年轻化趋势。青年脑卒中的病因较为复杂，传统的危险因素，如高血压、糖尿病、心脏病、烟酒嗜好、肥胖、活动减少等在青年人群中普遍提前，动脉粥样硬化约占青年人脑卒中病因的 20% 左右，位列第一位。颅内血管的先天或后天异常在发病中占据重要地位，其他的原因还有大动脉炎、动脉夹层、烟雾病、系统性红斑狼疮、抗心磷脂抗体综合征、血液系统疾病。

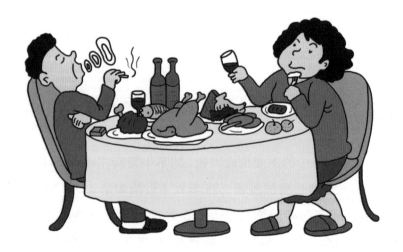

问题 93 男性比女性容易发生脑卒中吗？

男性脑卒中的发病率和死亡率普遍高于女性，平均比例为 1.6:1 和 1.5:1。女性在绝经前脑卒中的风险低于男性，但在绝经期后脑卒中风险与男性接近。男性脑卒中的危险因素主要是吸烟、饮酒等不良生活方式，女性的危险因素主要包括糖尿病、肥胖、心房颤动等。

问题 94 女性脑卒中的危险因素有哪些？

女性脑卒中的危险因素与男性不完全相同，并随着生理情况和体内激素水平的变化而变化。女性特有的危险因素包括常见的妊娠并发症、口服避孕药、激素补充疗法等。生育期女性，口服避孕药前，应筛查高血压，并停止吸烟。吸烟和有血管病史的女性不提倡使用口服避孕药。妊娠期女性应监测血压和血糖，患有高血压的孕妇，在孕中期和孕晚期应遵医嘱服用降压药物和抗血小板聚集药物，

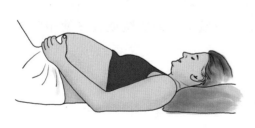

▲ 妊娠并发症

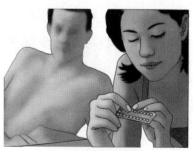

▲ 服避孕药

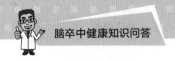

并适当增加钙的摄入量以预防先兆子痫。因为怀孕期间血压升高的危险状况，可能会让女性脑卒中风险倍增。绝经后的女性不建议在绝经期应用激素预防脑卒中。

问题 95 脑卒中会遗传吗？

脑卒中家族史可能会使脑卒中发生的风险增加近 30%，父母 65 岁前有脑卒中史，会使子女脑卒中的风险增加 3 倍。有家族史的人群更应该注重脑卒中的预防，筛查危险因素，早期干预，以降低脑卒中的发病风险。

问题 96 偏头痛会增加脑卒中的风险吗？

先兆性偏头痛患者脑卒中的风险明显增加，且女性高于男性，吸烟可能进一步增加其患脑卒中的风险。对于有先兆性偏头痛的女性患者，应重视脑卒中的预防，吸烟者建议戒烟。通过降低偏头痛发作次数可能减少脑卒中发生风险，但应避免过度使用收缩血管的药物。

问题 97　脑卒中高危人群如何控制情绪激动?

通常人在情绪激动时肾上腺素分泌增加,会导致人体血管收缩,心率加快,血压升高,诱发血管内的粥样硬化斑块破裂,形成血栓,堵塞脑血管,就会导致脑梗死发生。因此,脑卒中高危人群应学会自我控制情绪,避免过分的喜悦和兴奋,尽量少参加刺激性的活动,学会自我放松及自我调节,与家人多沟通交流,尽可能保持心态的平稳。

问题 98　脑卒中高危人群在气温变化时如何预防脑卒中的发生?

因为寒冷的天气会刺激人体血管收缩,使血压升高,心脏负荷加重,从而更易造成心肌及脑组织缺血,所以外出游玩时要戴好手套、帽子、围巾,穿好外套。另外,早晨锻炼不应太早,每天阳光充足、天气暖和的上午 10 点至下午 3 点,为户外锻炼的黄金时段。夏季高温导致失水,引起血液浓缩,黏度增高,导致脑梗死发病率升高。因此,在高温时,

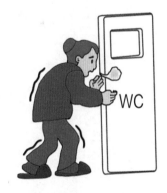

从温和的房间到寒冷的厕所,温度差会使血压升高

应注意降温防暑,避免在高温时段外出活动,加强预防措施。高危人群应重视和了解天气情况,及时收听天气预报,根据天气情况采取相应的保护措施,积极预防脑梗死的发生。

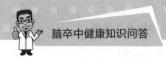

问题 99 脑卒中高危人群为什么要劳逸结合？

　　过度忙碌、生活不规律，往往会影响睡眠，休息不好，甚至漏服药物。人体在疲劳应激状态下体内激素释放水平改变，会刺激血管收缩而诱发脑卒中的发生。因此，建议中老年人不要做任何超越自己体力和精力所能负担的事情，避免过度劳累，有规律地生活起居，规律服药。另外，用力过猛、体位突然变化也是脑卒中的诱发因素，应该引起重视。

问题 100 预防脑卒中应该多吃什么食物？

　　水果和蔬菜的摄入可降低脑卒中的风险，在每月至少吃一次鱼类的人群中，缺血性脑卒中风险降低 31%。每日饮食种类应多样化，使能量和营养的摄入趋于合理；采用包括水果、蔬菜和低脂奶制品以及总脂肪和饱和脂肪含量较低的均衡食谱。

　　推荐食盐摄入量 ≤ 6g/d，钾摄入量 ≥ 4.7g/d，强调增加水果、蔬菜和低脂肪奶制品的摄入并减少饱和脂肪的摄入：每日总脂肪摄入量应小于总热量的 30%，饱和脂肪小于 10%；每日摄入新鲜蔬菜 400 ~ 500g；水果 100g；肉类 50 ~ 100g；鱼虾类 50g；蛋类每周 3 ~ 4 个；奶类每日 250g；食油每日 20 ~ 25g。

问题 101　预防脑卒中应该少吃什么食物？

　　限制总热量，尤其要控制油脂的类型和摄入量，还要少吃糖类和甜食。主要措施是减少动物油和胆固醇、反式脂肪酸的摄入，适量选用橄榄油。高胆固醇的食物主要有动物内脏、蟹黄、鱼子、蛋黄、鱿鱼等；反式脂肪酸的主要来源为含人造奶油食品，包括各类西式糕点、巧克力派、咖啡伴侣、速食食品等。橄榄油应注意将烹调温度控制在150℃以下。

问题 102　预防脑卒中膳食营养十个网球原则是什么？

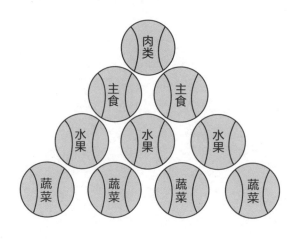

　　营养均衡方面，膳食结构与数量的"十个网球"原则为：每天不超过一个网球的肉类，相当于两个网球的主食，要保证三个网球的水果，不少于四个网球的蔬菜。

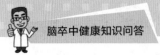

问题 103 需要口服阿司匹林预防脑卒中吗?

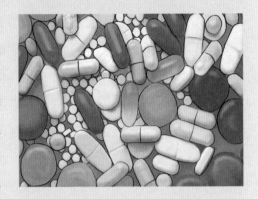

　　健康人群是否需要使用阿司匹林预防脑卒中的首次发病, 取决于其发生心脑血管病的风险, 应用阿司匹林预防脑卒中的发生可能不适用于所有人群。如果您经医生评估后属于脑卒中低危人群, 那么就不需要应用阿司匹林来预防。脑卒中高危人群需要在医生的指导下应用阿司匹林预防脑卒中的发生。

第三篇

脑卒中辅助影像学检查

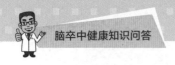

问题 104 脑卒中常用的影像学检查方法都包括什么？

脑卒中的影像学检查手段比较多，按照检查目的不同，可以分成三类：第一类是用于检查脑实质（明确是否脑出血、脑梗死、脑肿瘤），包括 CT 平扫、核磁平扫(MRI)；第二类用于检查颅脑与颈部血管，包括脑超声、颈动脉超声、核磁血管造影（MRA）、CT 血管造影（CTA）、数字剪影血管造影（DSA）；第三类是用于检查脑组织血流量，包括 CT 灌注、核磁灌注成像。临床工作中，医生会根据不同的需要选择不同的检查方法。

问题 105 脑卒中首选检查方法是什么？

怀疑脑卒中的患者，首选的检查是头颅CT。计算机断层扫描(CT)无创，不会给患者造成伤害，并且能够第一时间判断出患者脑卒中的类型是脑梗死还是脑出血。CT 显示病灶为低密度（黑色）的是脑梗死，病灶为高密度（白色）的是脑出血，此外，CT 对脑肿瘤、脑外伤和神经系统发育异常也有一定的鉴别作用。

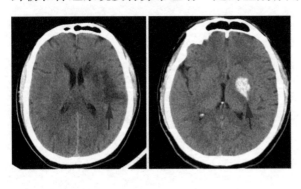

◀ 脑 CT：左图箭头所指为脑梗死，右图箭头所指为脑出血

**为什么入院先让我检查头颅 CT？
而不是先用药？**

　　脑卒中分为出血性卒中和缺血性卒中，两者的治疗是不同的，但两者很难从症状上进行区分。脑出血的死亡率比较高而且可能需要急诊手术治疗，为避免耽误病情，必须首先排除脑出血，而 CT 是诊断脑出血的最佳检查手段。因此，必须首先做 CT 检查明确患者是否有脑出血，如果没有出血，就可以按照脑梗死治疗。

**脑卒中只做一个头颅 CT 检查
足够了吗？**

　　CT 平扫在判断缺血性卒中的准确性较磁共振差，有其局限性，在发病的最初数小时到 24 小时，无论病变大小，病灶均不能得到良好显示，在 24 小时后才能显影；而小的梗死，由于分辨率所限，即使在发病 24 小时后也可能在头 CT 上看不出来；此外，如果病变部位在后循环（脑干、脑实质深部或小脑等部位），由于脑组织旁边的颅骨影响，伪影重，也可能看不出来，因此，磁共振成像显示出了不可替代的功效。

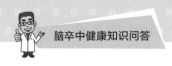

问题 108 为什么有些患者查完 CT 后仍需要查 MRI？

此项主要是针对脑梗死的患者，CT 因为其缺点，在脑卒中的发病早期很可能检查不出脑梗死，只能检查出脑出血。而 MRI 在早期是可能诊断不出脑出血的。因此没有一项检查能在早期既诊断脑出血又诊断脑梗死。就比如吃面条的时候用筷子，喝粥的时候用勺子，两者各显其能。目前的科学技术实现不了一项检查就能满足所有的要求。因此入院脑卒中患者常规行头颅 CT 检查，如果患者脑出血，就不用进行 MRI 检查，如果 CT 提示无出血，则需要进一步行 MRI 检查明确是否有脑梗死。

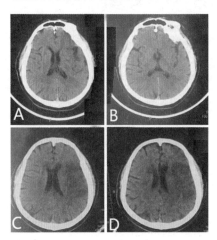

◀脑梗死两次 CT 检查

A-B 图　发病 2 小时 CT，未显示梗死灶
C-D 图　24 小时候复查 CT，可见低密度梗死灶显影

问题 109 既然磁共振比 CT 清晰，入院直接查磁共振行吗？

磁共振成像是一项比 CT 更新的技术，能够更加清晰地显示脑组织，并且没有辐射，但由于做检查所需的时间长，需要患者予以配合，如果烦躁，无法安静地做检查，则无法完成磁共振检查。还有部分患者无法耐受磁共振机器运行时的噪声，因此对于脑卒中的急诊来说磁共振检查虽重要，但并不是首选检查手段。

问题 110　MRI 上腔隙性脑梗死是什么意思？

腔隙性脑梗死就是一些比较小的梗死灶，多数是由小血管病变引起的，可能会引起症状，也可能没有症状。但是此时已经显示患者的大血管或者小血管已有问题，因此应控制危害血管的因素，比如高血压、糖尿病、吸烟、高脂血症等。

问题 111　为什么脑出血的患者住院期间需要再次查头颅 CT ？

因为一般脑出血 2 周之内血管都是不稳定的，就比如地震后可能会发生余震。这 2 周内很可能发生再次出血，当患者情况加重时，就首先怀疑是否有再次出血，因此必须再次行 CT 检查判断是否有新发生的脑出血，继而调整治疗方案。对于出血量稍大的脑出血患者，一般出院前行头颅 CT 判断血肿吸收情况，评估患者是否病情稳定。

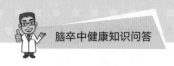

问题 112　为什么有的患者不能做 MRI 检查？

因为磁共振室内含有很强的磁场，因此金属物品带入可能会造成该物品移动，因此造成不可预知的后果。通常体内含有金属物品的患者不能做 MRI 检查，如支架、起搏器、胰岛素泵、假牙、人工耳蜗等。躁动的患者也不能做 MRI 检查，因不能保持固定的姿势，做出的片子无法看清病变。此外，磁共振检查需要患者能够耐受机器的噪音。

问题 113　哪些人需要进行颈动脉检查？

目前的技术手段进步了，提早发现血管的病变，可以采用内科用药、支架治疗，或者颈动脉内膜剥脱术治疗以防止脑卒中发生。文献报道，根据筛查人群的不同，无症状颈动脉狭窄的患病率为 2%～18%。因此 >40 岁并合并 3 项以上危险因素（高血压、高血脂、高血糖、冠心病、持续吸烟或肥胖）的患者可考虑行颈动脉的检查。

问题 114　颅脑与颈动脉常用的检查方法有哪些？

（1）经颅多普勒超声（TCD）：就是老百姓通常说的脑超声，是应用超声波的多普勒原理，检测颅内外大血管的狭窄和闭塞，评估血管病变程度，具有无创、简便、价格便宜的优点。但对操作者依赖性比较强。

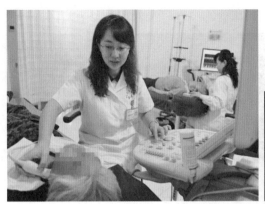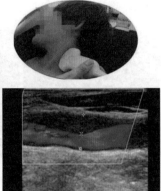

▲ 颈部动脉彩超

（2）颈动脉彩超：为目前首选的颈动脉检查手段，具有简单、方便、快速的特点，不仅可以进行斑块形态学检查，显示斑块的部位、大小和回声，区分斑块内出血和斑块溃疡，而且还可显示动脉血流量、流速和血流方向。但其依赖于检查者的技术。

（3）磁共振血管造影（MRA）：是一种无创性的血管成像技术，能清晰地显示颈动脉及其分支的三维形态和结构，可以显示狭窄、闭塞，对诊断和确定方案极有帮助。但MRA可能会夸大狭窄度，在显示硬化斑块方面亦有一定局限性，而且体内有金属物（如金属支架、起搏器或金属假体等）的患者无法进行MRA检查。

（4）CT血管造影（CTA）：需要经血管注射造影剂，可以直接显示钙化斑块和附壁血栓，但由于其需要注射造影剂，有过敏体质的人或者肾功能不好的患者无法进行CTA检查。

（5）数字减影血管造影（DSA）：仍是诊断颈动脉狭窄的"金标准"，可以详细地了解病变的部位、范围和程度以及侧支形成情况，帮助确定病变的性质，如溃疡、钙化病变和血栓形成等，了解并存的血管病变，如动脉瘤、血管畸形等。动脉造影能为手术和介入治疗提供最有价值的影像学依据。但 DSA 为有创性检查手段，费用相对比较高。

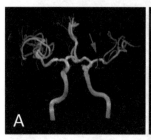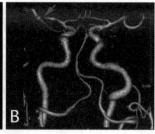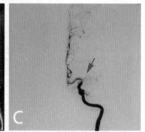

▲ 三种血管造影检查

A 图为 MRA，箭头所指局部显影淡，为血管狭窄；B 图为 CTA，箭头所指远段血管消失，为血管闭塞；C 图为 DSA，箭头所指血管未显影，为血管闭塞

问题 115　什么是脑超声？

　　经颅多普勒超声（TCD），就是老百姓通常说的脑超声。TCD 是应用超声波的多普勒原理，可以检测颅内外大血管的血流速度和频谱形态，评估血管病变程度，具有无创、简便、价格便宜的优点。当颅外颈动脉狭窄或闭塞时，检测颅内血管侧支循环的建立情况。此外，TCD 还能够检测微栓子的产生，可作为易损斑块的识别手段，

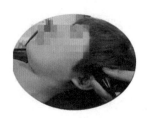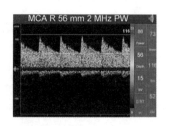

有助于明确患者缺血性卒中的发病机制，为医生调整治疗方案提供重要的信息。

颅脑与颈部血管超声最好多久复查一次？

对不同的患者要求不同，对于支架术后、颈动脉内膜剥脱术患者在术后 1、3、6、12、24 个月复查超声。对于没有脑血管病变但有高危因素的人应每 1 ~ 2 年复查一次。血管狭窄患者，如果是轻度狭窄，每半年到 1 年复查一次；如果是中度狭窄，则每 3 ~ 6 个月复查一次；如果是重度狭窄，应该每 1 ~ 3 个月复查一次；复查后根据狭窄程度的改变，可以调整治疗方案。

CT、MRI、血管超声有辐射吗？

CT 是有辐射的，但因为病情需要必须做 CT 检查的时候，则不能不做，但应该避免频繁行 CT 检查。MRI、血管超声是没有辐射的。

为什么查完 MRI 后还需要查 MRA/CTA？

因为 MRI 只能看脑实质，确定是否有脑梗死，然而它不能评估

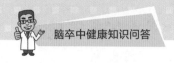

颅内的血管。脑梗死是一个结果，不同的患者有不同的病因。因此脑梗死的诊断还需要明确责任血管、发病机制等。为了寻找病因以防止以后脑梗死复发，有时需要行 MRA/CTA 检查明确是否存在脑血管病变。

问题 119 什么样的患者需要做 DSA 检查？

DSA 作为检查脑血管病的"金标准"，它的作用不言而喻。然而因其价格昂贵，并且又是有创性的检查，目前为止并没有作为常规检查。前文已述，MRA 可能夸大狭窄程度，彩超对操作者的技术水平要求很高，因此如果两种无创性检查手段结果不一致，或者未能确诊患者的血管情况，则需要做 DSA 检查。对于 MRA 或者血管超声检查后发现有血管狭窄的患者如果考虑行支架、颈动脉内膜剥脱术，也需要做 DSA 进一步对血管情况进行评估，为手术做准备。

问题 120 什么是 MRI 灌注？
为什么需要做 MRI 灌注检查？

MRI 灌注是一项能评价全脑血流情况的检查手段，它通过不同的颜色表示脑血流、脑血容量、达峰时间，以此来判断脑的梗死区、缺血半暗带区、低灌注区。通过此项检查，我们就能对患者的预后做一个初步评估。因为梗死区是不可恢复的，缺血半暗带和低灌注区的细胞则可以"抢救"过来。

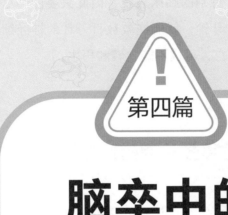

第四篇

脑卒中的
急救篇

脑卒中发病通常进展迅速，病情凶险，甚至会直接导致死亡。在若干年前，脑卒中的患者在发病后更多地是观察和等待，等待病情平稳、等待患者慢慢恢复；或者面对患者病情加重而无计可施。随着医学的快速发展，现代医学对脑卒中的理解较之前有了突破性的进步，脑卒中有非常特别的临床表现，因此只要能够尽早辨识，在卒中发生后，抢先 1 分钟，就能挽救数百万计的神经细胞，而这些神经细胞一旦发生死亡，再也不能逆转和再生。

问题 121　脑卒中的急救关键是什么？

　　其实可以归纳总结成 6 个"R"，代表的意思分别为：

1　迅速识别卒中（Recognize）；

2　立即拨打急救电话（React）；

3　现场急救处理（Rescue）；

4　把患者送到有卒中救助资质的医院（Response）；

5　迅速而准确的诊断（Reveal）；

6　院内治疗和康复（Rehabilitation）。

问题 122 如果出现轻微的偏身症状可以先不急于就诊吗？

多数神经科的医生都有这样的经历，患者入院就诊时已经发病1天或者更久，问起为何发病时不来医院，答案多为两方面：要么是不能第一时间反应出自己的症状可能是脑卒中；要么则是对比较轻微的症状（比如偏身麻木、口角歪斜等）没有引起足够的重视，而当这些症状逐渐加重到能够引起重视才到医院就诊的时候，却早已错过了救治的最佳时期。其实，每个人都应该明白，脑卒中是急症！因而掌握迅速辨别脑卒中的知识是决定其急救成败至关重要的一步。

问题 123 脑卒中的预警信号 5S 表现是什么？

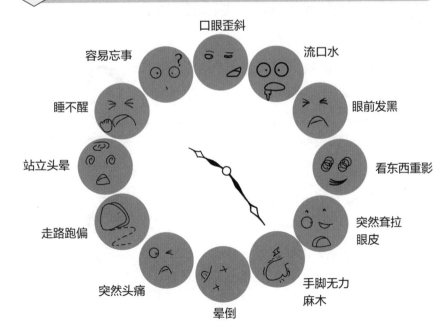

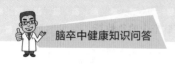
当家人或身边的人突然出现下面任何一条表现的时候，就应该高度怀疑脑卒中。脑卒中的预警信号可以通俗地概括为5S（Sudden）表现：

1 突然口嘴歪斜、流口水，胳膊、腿活动不灵；

2 突然说话不清晰、不会说话或不能理解别人的话，意识不清楚；

3 突然头晕、走路不稳、摔倒；

4 突然单眼或双眼失明；

5 突然出现剧烈头痛、呕吐。

 问题 **124** 脑卒中 FAST 原则是什么？

这个原则是由四个相关英文单词的首字母组成的，分别为：

（1）Face：代指口角歪斜；

（2）Arm：代指肢体无力；

（3）Speech：代指言语不清；

（4）Time：记录好发病时间，迅速拨打120。

前三点是症状，出现任何一种或者多种症状，无论病情轻重，立即进行第四点。

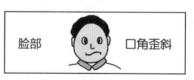

脸部　　　　口角歪斜

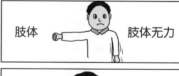

肢体　　　　肢体无力

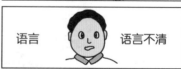

语言　　　　语言不清

时间 ——→ 紧急呼叫120

因此，要做到迅速识别卒中，我们必须牢记脑卒中的预警信号和掌握 FAST 原则，当家人或身边的人出现类似表现时，不管病情轻重，记录好发病的时间，马上前往距离较近的医院或拨打 120，向急救医疗服务系统求助。

 如何进行脑卒中的现场急救处理？

问题 125

第1步 让患者完成以下动作：①微笑；②回答简单问题，如自己的姓名；③让其伸直手臂。若患者不能完成上述动作，可以初步判断为脑卒中，记录好发病时间。

赶快拨打120

第2步 如果患者是清醒的，要注意安慰患者，缓解其紧张情绪。宜保持镇静，切勿慌乱，不要悲哭或呼唤患者，避免造成患者的心理压力。

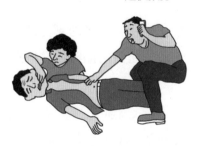

第3步 患者采用仰卧位，头肩部稍垫高，头偏向一侧，防止痰液或呕吐物回流吸入气管造成窒息。如果患者口鼻中有异物，应设法排出，保持呼吸道通畅。

第4步 解开患者领口纽扣、领带、裤带、胸罩，如有假牙也应取出。可不放枕头或将枕头垫在肩膀后面，使下颌略微仰起。

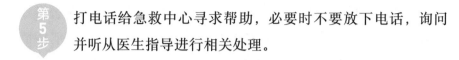

第5步 打电话给急救中心寻求帮助，必要时不要放下电话，询问并听从医生指导进行相关处理。

第6步 需将窗帘拉上，避免强光刺激。

第7步 有条件者可吸氧，切忌盲目给患者喂水或服药。

第8步 特殊情况下，若要自行搬运患者，正确的做法是：2～3人同时用力，一人托住头部和肩部，避免头部受到过分震动或扭曲；另 人托住患者的背部和臀部；如果还有一人，则要托起患者腰部和腿，三人一起用力，平抬患者移至硬木板床或担架上。不搬运时把患者扶直，坐起，倚靠墙壁。

第9步 带上患者的身份证、医保本及平时服用的药物，收拾简单的生活用品等候救护车。

问题126 脑卒中现场急救最忌讳哪几点？

1 惊慌失措：由于缺乏脑血管疾病的急救基础知识，一遇到紧急情况，就表现得惊慌失措，甚至茫然不知所措，反而不利于抢救。

2 野蛮搬运：有些患者家属为了"抓紧"时间，不管三七二十一，抱起或扛起患者就往医院跑，殊不知这样的运送方式往往会加重病情。

3 盲目灌食：有些家属盲目给患者喂水或饮料。正确的做法是，在没有医生明确诊断之前，切勿擅自作主给患者任何药物。

4 舍近求远：脑卒中患者早期处理时间可谓"一刻值千金"，抢救必须分秒必争，有的家属只追求医院的名气，而舍弃就近的所谓"小医院"，导致延误抢救时间。

5 转运失当：尽量选择急救车辆进行转运，避免转运途中的延误与转运方式的选择失当。

问题 127 怎样能对脑卒中进行迅速准确的诊断？

　　医生对脑卒中迅速而准确的诊断依赖于可靠的病史、详细的查体及必要的辅助检查。患者及家属应向医生主动提供详细的发病情况及以前的健康状况，耐心配合医生完成体格检查，抽血化验（血常规、凝血常规、生化、肌钙蛋白等）及急诊检查（心电图、头颅CT或MRI等）。

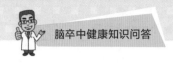

疑诊脑卒中，需要提供给医生哪些病史？

医生要了解患者详细的发病情况，主要包括：本次发病的具体时间及表现；以前的健康状况，既往有无高血压、糖尿病、心脏病、近期的手术外伤史及患病情况（如心肌梗死、尿血、便血）、药物过敏史、吸烟饮酒史等信息，因为这些危险因素与脑卒中的发生息息相关。

疑诊脑卒中，需要做哪些辅助检查？

在完成了病史询问和查体后，医生对患者的诊断有了初步的判断，但是不同类型的脑卒中临床表现虽然相似，但发病机制和治疗截然相反，因此医生很难仅靠病史和查体就做出最终诊断，所以接下来，医生会在有限的时间内，为患者选择合适且简捷的辅助检查。

包括抽血化验、心电图以及影像学检查等，用于帮助医生了解脑卒中的发生情况并帮助患者在最短的时间内确定最佳治疗方案。现在，医院里有很多种无创诊断技术，可以帮助医生确定脑卒中的类型、部位和程度，并且快速、安全、准确，临床应用价值很大。

问题 130　疑诊脑卒中，抽血做什么化验？

　　化验结果能提供患者血液成分的详细信息，有可能为医生提示与脑卒中相关的病因。一旦发现异常，都需要进一步的检查。部分化验指标的意义介绍如下：

　　（1）血细胞比容：检测红细胞在血液中所占的比例，与血液流动的难易程度有关。

　　（2）血小板计数：血小板的功能与血液凝固有关，血小板计数过高会发生异常凝血，形成血栓的可能性大；血小板计数低，则会造成出血的风险增加，血小板计数低是缺血性卒中溶栓治疗的禁忌证。

　　（3）凝血时间：代表血液凝固所需时间，这项检查对于正在使用抗凝治疗和有肝病的患者尤其重要。

　　（4）血糖：高血糖的卒中病人预后差，而表现为卒中的病人有少数可能为低血糖所致；因此血糖为常规检查项目；

　　（5）心肌损伤标志物：用于排除卒中患者是否合并心脏突发情况的发生。

问题 131　疑诊脑卒中，为什么做心电图检查？

　　心电图与心肌损伤标志物一起，是急诊必需的检查项目之一。有些心脏病，如心肌梗死、严重心律失常、心力衰竭，也可能会导致意识不清，起病与脑卒中非常类似，而且心脏一旦出现恶性事件，死亡率极高，因此需要首先排除心脏原因。

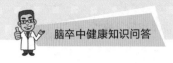

问题 132 　疑诊脑卒中，做头颅 CT 检查有什么用？

　　计算机断层扫描（CT）是评价脑组织的一项重要的神经系统影像学检查，是脑卒中患者的首选检查之一，这项检查无创，不会给患者造成伤害，并且能够第一时间判断出患者脑卒中的类型是脑梗死还是脑出血。CT 显示病灶为高密度（白色）的是脑出血，病灶为低密度（黑色）的是脑梗死。此外，CT 对脑肿瘤、脑外伤和神经系统发育异常也有一定的鉴别作用。

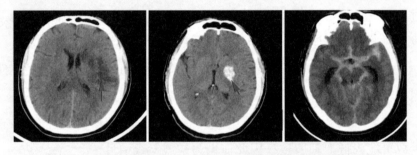

▲ 左图脑梗死，中图脑出血，右图蛛网膜下腔出血

　　如上所述，CT 平扫是发现出血性卒中（脑出血）的最有效的方法，它能帮助我们定位出血的部位是在脑实质、蛛网膜下腔、硬膜外还是硬膜下，同时也能提示病变的严重程度，是否存在脑疝（这是神经系统疾病最严重的阶段，随时可能有生命危险）。

问题 133 　急性脑卒中分成几类？

　　脑卒中分为缺血性和出血性两类：缺血性卒中是因为动脉的阻塞导致脑组织的血供下降；而出血性卒中则是由于颅内动脉破

裂所致。两类疾病的治疗方法完全不同，总体分类和治疗原则如下图所示。

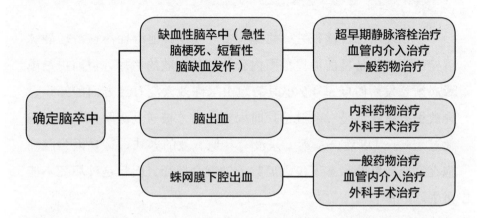

 急性"脑血栓"的主要治疗目的是什么？

人们俗称的"脑血栓"，主要指缺血性脑卒中，占脑卒中总数的 80% 左右，是由各种原因引起的脑血管堵塞，导致脑细胞处于"干旱"状态，部分缺血严重的脑细胞已经死了，轻微缺血的脑细胞还处于"口渴"状态。随着干旱时间延长，死亡的脑细胞越来越多，可造成面瘫、肢体瘫痪、言语障碍、感觉异常、走路不稳、头晕等表现。

缺血性脑卒中的急性期治疗是为了改善脑血管供血、缓解脑细胞的"干旱"，从而阻止脑组织的损伤进一步发展。脑血管就如同庄稼的水渠，血液就如同水，水渠可能在某处倒塌了或被水里的脏东西堵了，类似脑血管长了斑块引起血管狭窄，同时血液在血管狭窄的地方形成了血栓，造成血管堵塞，导致脑细胞缺血，这时候我们可以疏通血管和防止血管内血栓形成来改善脑血管供血。

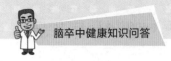

问题
135　　急性"脑梗死"，有一针见效的药物吗？

　　一旦发生急性脑梗死，可选择 rt-PA 或其他溶栓药物治疗静脉溶栓治疗，这是目前世界范围内公认的最有效的治疗，但前提是患者必须是发病时间 < 4.5 小时的。由于许多人没有这方面的知识，导致很多患者都是在超过治疗时间窗之后才被送到医院来的。发病超过 4.5 小时以后，基本上是没有其他有效的办法。这是因为脑细胞在完全缺氧的状态下仅需要数分钟就会坏死，而且这种坏死不能再生。

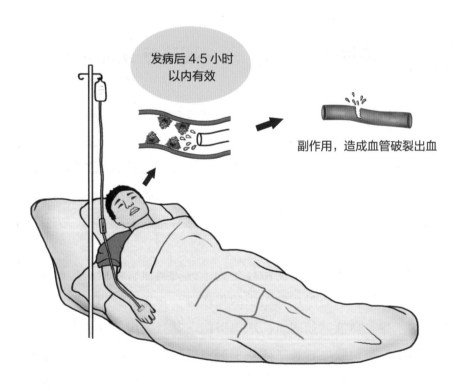

发病后 4.5 小时以内有效

副作用，造成血管破裂出血

问题 136 什么是急性脑卒中的血管内介入治疗？

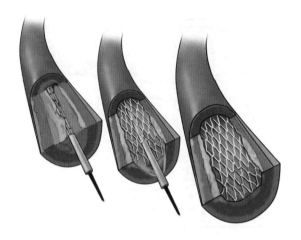

　　血管内介入治疗，是指穿刺大腿的股动脉，通过导丝引导支架把血管撑开来解决血管狭窄，或者把新鲜血栓取出来，或者注射药物把新鲜血栓溶解掉，这样都可以达到疏通血管的作用。血管内介入治疗包括机械取栓、动脉溶栓、球囊碎栓或支架置入术。

问题 137 什么样的患者可选择血管内介入治疗？

　　对那些错过了最佳静脉溶栓治疗时间，或者静脉溶栓后神经系统功能症状持续未缓解的患者，CT 检查排除颅内出血，且无大面积脑梗死影像学早期征象或低密度影；CT 或磁共振检查证实责任大血管狭窄或闭塞；在发病时间 8 小时内，视情况选择行动脉溶栓或机械碎栓取栓术。

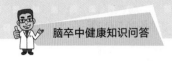

 问题 138 **急性脑出血有什么表现？**

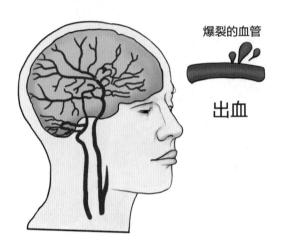

爆裂的血管

出血

　　急性脑出血主要包括脑出血和蛛网膜下腔出血，是各种非外伤性原因引起脑组织中或者走行于蛛网膜下腔的动脉破裂，如同决堤了的洪水，可导致头痛、呕吐、肢体瘫痪、感觉异常、意识不清等表现。

 问题 139 **急性脑出血的治疗原则是什么？**

　　与缺血性脑卒中的治疗可以说截然相反，出血性脑卒中的目的是尽量减少出血所造成的脑组织损伤。主要包括控制血压，防止继续出血，减轻脑水肿，必要时进行外科手术治疗。其实，出血性脑卒中的治疗难度更大，到目前为止仍然没有非常有效的药物。

急性脑出血的急性期治疗重点是什么？

（1）降压：有助于控制脑内继续出血。脑出血患者一般有高血压病史，急性期血压往往升高，血压升高可引起继续出血，导致出血量增加，须缓慢把血压降至理想水平；需要注意的是，降压的速度必须相对缓慢，因为脑卒中发生后短时间内适当的高血压有助于将血流供应到邻近未受累的脑组织。

（2）减轻脑水肿：在出血后会继发脑水肿，通常发生在出血后3～7天，脑水肿越重，预后越差。血肿压迫和脑组织水肿可引起头痛、呕吐、意识障碍等颅内高压表现，应用脱水药可以缓解脑组织水肿。

第五篇

脑卒中
治疗篇

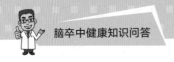

脑卒中一般治疗

问题 141　卒中患者怎样保持呼吸道通畅及吸氧？

　　帮助患者仰卧，平卧时头应偏向一侧，以防止舌后坠或分泌物阻塞呼吸道。长期卧床不起容易形成四肢静脉血栓、坠积性肺炎以及褥疮；患者家属应在医护人员的指导下，帮助患者防止误吸、定时翻身和拍背、吸痰排痰（避免肺炎）、经常变换体位（避免褥疮），而早期康复训练也能有效预防四肢静脉血栓。

　　有时为了保持呼吸通畅，保证氧的供应，医生会给患者吸低浓度氧气。有时病情过重的患者，可能需要气管插管或切开，进行呼吸机辅助通气，合并低氧血症患者应给予吸氧，维持氧饱和度＞94%，无低氧血症患者不需要常规吸氧。

问题 142　脑卒中患者吞咽困难怎么办？

　　某些脑组织的功能破坏可能会导致吞咽困难，脑卒中后由于呕吐、吞咽困难可引起脱水及营养不良，导致神经功能恢复减慢，所以应注重脑卒中后液体及营养状况评估，必要时给予补液或营养支持。

　　脑卒中患者中有 50% 有吞咽功能异常，为预防吸入性肺炎，避免因饮食摄取不足导致的液体缺失和营养不良，以及重建吞咽功能。

有时护士会让脑卒中患者在进食前进行评估，让患者一口气喝下小杯水来评估患者的吞咽功能，这个试验称为洼田饮水试验。

脑卒中患者体温升高如何处理？

脑卒中患者体温升高原因有很多，一方面可因下丘脑体温调节中枢受损出现中枢性高热，另一方面可能并发呼吸道或泌尿道感染，或者还可能是因为脑卒中后吸收热或脱水造成。

对体温升高的患者不能一味考虑立即退烧降体温，而应寻找和处理发热原因，如存在感染应给予抗生素治疗。

对体温 < 38℃的患者，医生一般建议其多喝水，采取冷敷等物理降温方式。对体温 > 38℃的患者应酌情考虑静脉给予退热药。

如何预防脑卒中患者发热？

发热主要包括感染性和非感染性的发热，感染性发热常见原因有呼吸道感染、泌尿道感染、褥疮，预防以上三大感染要注意"勤翻身、常拍背、多饮水"，若感染已经发生，除物理降温之外，应给予足量敏感的抗生素控制感染；非感染性发热以物理降温为主。

问题 **145** **如何预防脑卒中患者肺部感染？**

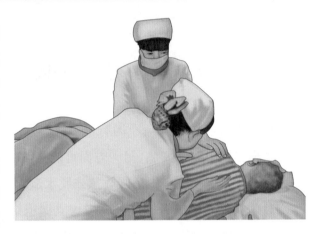

　　肺部感染是脑卒中患者最常见的死亡原因之一，与患者脑卒中后意识障碍、长期卧床、咳痰无力、食物误吸等有关。家属应定期翻身拍背，鼓励患者咳痰；避免患者着凉，一旦发现发热、咳嗽、咳痰等肺部感染症状，应及时明确诊断，应用合适的抗菌药物控制感染。

问题 **146** **如何预防脑卒中患者深静脉血栓形成及肺栓塞？**

　　脑卒中的患者由于长期卧床，深静脉血栓形成的发生率极高，而深静脉血栓一旦脱落就很可能造成肺栓塞，极其凶险。应鼓励卒中患者活动，尤其是瘫痪侧肢体的活动，完全瘫痪者应由家属或康复师辅助其活动，以防止血栓形成。已发现深静脉血栓形成的患者切忌相应部位的按摩，以防血栓脱落造成肺栓塞。

脑卒中患者呕吐和呃逆怎么办？

持续且顽固的呕吐、呃逆通常考虑后循环（主要是脑干）病变。呕吐时使患者侧卧，防止呕吐物吸入气管和肺内。可予以止吐药物对症治疗；呃逆也只能予以对症治疗，必要时可行中医针灸、封闭等疗法。

如何预防脑卒中患者尿路感染及尿失禁？

尿路感染表现为尿频、尿急、尿痛三联征。应注意患者的个人卫生护理，保持尿道周围清洁，鼓励患者自主排尿，尽可能避免导尿。一旦发现有尿路感染应及时予以合适的抗生素治疗。

脑卒中后尿失禁的常见原因是控制排尿的中枢受损。防治措施：加强护理，尽量避免留置导尿；意识障碍者应该留置导尿；必要时应用抗生素防治泌尿系感染。

如何预防脑卒中患者消化道出血？

上消化道出血是脑卒中较常见的严重并发症，与脑卒中的严重程度有关。表现为呕吐、排"柏油样"便，呕吐物为咖啡渣样胃内容物。预防上应给予患者温和、易消化、营养丰富的食物，对于严

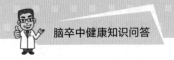

重进食困难者尽早下胃管。消化道出血时停用抗凝剂、激素等药物。加强支持疗法，必要时可输血。

问题150 **什么时间开始康复治疗？**

应尽早进行积极有效的康复治疗。尤其对于卧床患者，一定要注意预防下肢静脉血栓产生。脑功能的恢复一般在卒中发生后的前3个月恢复最快，积极有效的康复治疗对于减轻患者后遗症、提高患者生活质量具有重要作用。

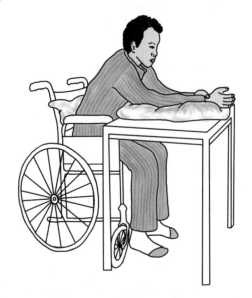

早期康复是最简单有效也是最易被忽视的治疗措施，对预防并发症、改善功能非常重要，特别是早期床旁的康复，如患肢保护、被动活动、鼓励患者尽早活动，抬高下肢，尽量避免患肢静脉输液，尤其是瘫痪侧下肢。

病情平稳的患者应系统有序地行康复训练：如站立平衡训练、转移训练、步行能力训练及自行进食、如厕、洗澡、洗漱等能力的训练，对改善功能、回归家庭及社会有重要意义。

脑卒中治好后就不会再犯了吗？

　　脑卒中的"治好"仅仅是临床症状消失，病情虽经治疗得到了控制，但病因却没有完全消除。引起脑血管病的常见病因如高血压、动脉粥样硬化、心脏病、糖尿病、高脂血症等多属慢性疾病，彻底治愈基本不可能。危险因素经过治疗一时得以控制，但日后若疏于后续治疗，没能做好预防工作，血压仍会升高，脑动脉硬化仍在进展，糖尿病、心脏病仍会存在，这都是脑卒中复发的定时炸弹。脑卒中的特点之一就是容易复发，据报道约有 1/3 的脑血管患者在 5 年内可能复发。而且脑血管病一旦复发，治疗将更加困难，预后会更差。所以对脑血管病来说，预防是最重要的一环！

　　总而言之，脑卒中患者在恢复期，除应积极进行各种康复训练外，还应注意治疗原发病，改善不健康生活方式，低盐低脂合理膳食，适当锻炼身体，戒烟限酒，积极进行脑血管病二级预防，避免或延缓脑卒中复发。

缺血性卒中的治疗——内科篇

　　缺血性卒中内科治疗中，除了急性期溶栓治疗以外，还包括早期血压管理、血糖管理、早期他汀干预调节血脂、抗血小板治疗、抗凝治疗等措施。其中，降压药、调脂药和抗血小板药是脑卒中药物治疗的三大基石。

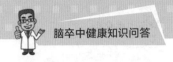

问题 152 缺血性卒中患者血压调节原则是什么？

在缺血性卒中发生的早期，由于脑内血管堵塞脑组织缺血缺氧，机体的自然调节作用发挥了作用，血压会发生自然升高的现象，但并不是自然现象就是好的现象，有时医生不能放任血压过高或者过低，在达到某一个"界值"后，就要对其进行干预，不至于其对机体造成不可挽回的损害。

问题 153 服用阿司匹林为什么不能"吃吃停停"？

由于担心阿司匹林的副作用，有些患者不能坚持服用，总是吃吃停停，这样做是错误的。其实任何一种药物都有副作用，但是与其治疗作用相比，副作用发生比例非常低。

高危患者服用阿司匹林来防治脑卒中应当是一个长期过程。这与阿司匹林的作用机制有关：阿司匹林在体内的分解产物与血小板中的环氧化酶结合，抑制血小板聚集，发挥抗血栓的作用。但由于血小板在血循环中的寿命约为 7 天，随着体内新生血小板的不断诞生，血小板的聚集功能会逐步恢复，因此只有每天坚持服用有效剂量的阿司匹林，才能抑制新生血小板的聚集功能，达到预防血栓的目的。所以对于有动脉硬化而且没有用药禁忌证的人群，应在医生指导下长期服用抗血小板药物。

缺血性卒中的治疗——外科、介入篇

什么样的脑梗死需要做去骨瓣减压术？

　　大面积的脑梗死，是很危险的一种脑梗死，死亡率高。大面积脑梗死是由于大血管出现闭塞，导致供血区较大面积脑细胞受损而水肿，就像蒸馒头的过程一样，脑组织充满了水，体积就会变大膨胀，然而骨头是硬的，是不会被挤压变形的，继而就会压迫"软的"生命中枢，因此必须把颅骨去掉一部分，以缓解颅内的压力，是"救命"的措施。

什么是去骨瓣减压术？

　　就是把患者部分颅骨打开以达到减低颅内压的目的。

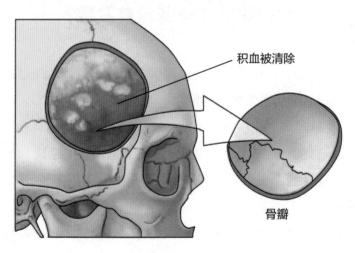

积血被清除

骨瓣

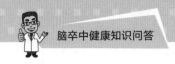
问题
156

什么是急性脑卒中血管内取栓术？

　　是通过患者股动脉进入导丝、导管、机械取栓装置等介入方法把血管内的血栓取出来。

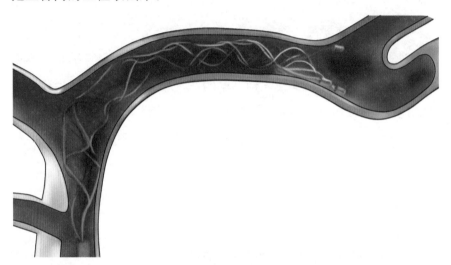

问题
157

血管内取栓术有哪些并发症？

　　（1）远端有血栓：取栓的过程中有小栓子脱落游离至远端，术后抗凝治疗，密切监测凝血功能。

　　（2）脑过度灌注损伤：颈动脉狭窄患者长期处于缺血状态，术后血流通道突然打通，致使血流加速，血流量增加可超过100%以上，患者可出现头痛。应用脱水药可减轻此现象的发生，但要排除是否有新发脑出血。

　　（3）脑出血：术后监测血压，控制血压能减少脑出血的发生。

问题 158 血管内取栓术的术前怎么准备？

取栓术是急诊的手术，术前常规准备包括心电图、血常规、凝血常规、血糖、电解质。需要行 CT 检查排除脑出血。通过 TCD、颈动脉超声或者 CTA 明确患者血管情况。

问题 159 血管狭窄的危害是什么？

血管狭窄主要指高血压、糖尿病、吸烟、高血脂等因素造成血管损伤，导致一些脂质和细胞沉积在血管内皮下，从而使血管壁局部隆起导致内中膜增厚，或者斑块形成，斑块如果继续增大就会造成血管狭

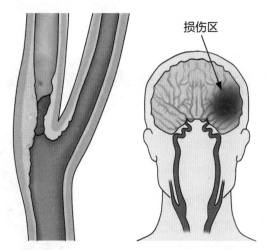

损伤区

窄。最常见原因为动脉粥样硬化。血管狭窄严重时就会导致远端的血流减少，狭窄处的斑块也不稳定，如果斑块的纤维帽破裂，就会继发血栓形成，或者血栓脱落，患者出现短暂性脑缺血发作，甚至出现脑梗死。

问题 **160** **颈动脉狭窄的外科治疗有几种方法？**

颈动脉血管狭窄或闭塞主要有三种手术方式：

1 颈动脉内膜剥脱手术；

2 介入支架治疗；

3 当血管极重度狭窄或闭塞时，可采用血管搭桥术，改善供血区域的血供。

问题 **161** **什么是颈动脉内膜剥脱术？**

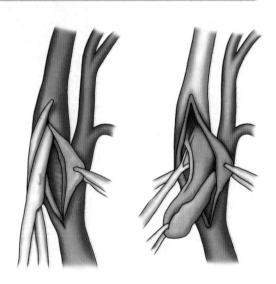

即切开颈部皮肤、脂肪、肌肉，找到狭窄的血管，把血管壁上的动脉粥样硬化斑块切除。

颈动脉内膜剥脱术的并发症有哪些?

(1) 脑缺血: 因术中血流暂时阻断,侧支循环不足导致;或者术后有血栓形成导致,这要求术前术后口服抗血小板药物减少脑缺血发生。

(2) 高灌注综合征: 是术后大量血进入血管造成的,表现为术后1~14天头痛、抽搐、脑出血。要求控制血压,双侧颈动脉高度狭窄,侧支循环差且近期发生过完全卒中的患者避免手术。

(3) 颅神经损伤: 每个人神经分布有差异,这就造成术中牵拉的时候可能造成颅神经损伤。

 什么是支架置入术?

即通过大腿根部的股动脉,将支架运送到血管的狭窄处,把狭窄处血管撑开。

 支架置入术的并发症有哪些?

1 高灌注综合征:与颈动脉内膜剥脱术后高灌注综合征相同。

2 血栓再次形成：因为支架是"异物"，就有细胞会附着在支架上导致血栓形成，术后口服抗血小板药物可减少该事件发生。

3 支架后再狭窄：支架后，如果内膜过度增生，或者支架断裂，会导致支架后再狭窄。目前有一些方法可以防止支架后再狭窄，包括：药物涂层支架防止内膜过度增生；患者生活习惯的改变，比如戒烟；支架术后服用抗血小板或者他汀类降脂药物。

问题 165 什么是血管搭桥术？

当血管极重度狭窄或闭塞时，会引起血流减少，如果侧支代偿不充足，导致脑缺血的症状，我们从身体其他地方截取一支小血管（这根小血管供血区域相对不重要），一端连着有血的地方，一端连着缺血的地方，这样缺血症状就能改善。

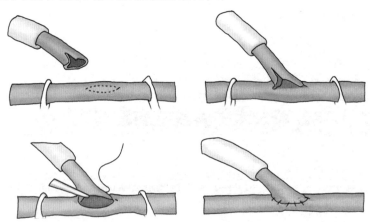

问题 166　血管搭桥术的并发症有哪些?

血管搭桥术并发症	避免措施
血管吻合口闭塞	术后应用抗血小板药物。
吻合口出血	手术需要处理非常仔细,可以避免。万一出现常需要再次开颅清除血肿。

出血性卒中的治疗——内科篇

问题 167　脑出血的内科治疗主要包括什么?

　　(1)脱水降颅压,减轻脑水肿:脑出血后 3 ~ 5 天,脑水肿达到高峰。出血本身对脑组织就是一种压迫,再加上血肿周围的脑水肿,就会导致颅内压升高。而颅内压升高是脑出血患者死亡的主要原因,因此对于脑出血的治疗,降低颅内压是非常重要的一环。

　　(2)止血治疗:如果患者有凝血功能障碍,可针对性给予适量止血药物。

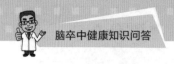
出血性卒中的治疗——外科篇

问题 168 蛛网膜下腔出血根除病因的主要方法是什么？

手术治疗是根除病因、防止复发的有效方法。

（1）动脉瘤：破裂动脉瘤最终手术治疗常用动脉瘤瘤颈夹闭术、动脉瘤切除术等。患者意识状态与预后密切相关，临床采用 Hunt 和 Hess 分级法，对确定手术时机和判定预后有益。完全清醒（Hunt 分级Ⅰ、Ⅱ级）或轻度意识模糊（Ⅲ级）患者，手术能改善临床转归；昏睡（Ⅳ级）或昏迷（Ⅴ级）患者似乎不能获益。手术最适时机选择仍有争议，目前证据支持早期（出血后 2 日）手术，可缩短再出血风险期，并允许用扩容及升压药治疗血管痉挛。未破裂动脉瘤治疗应个体化，年轻的、有动脉瘤破裂家族史和低手术风险患者适宜手术，无症状性小动脉瘤患者适合保守治疗。血管内介入治疗采用超选择导管技术、可脱性球囊或铂金微弹簧圈栓塞术治疗动脉瘤。

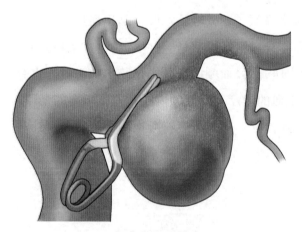

▲ 动脉瘤瘤颈夹闭术

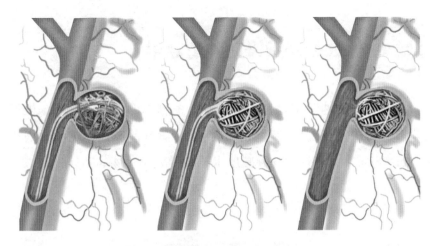

▲ 动脉瘤弹簧圈栓塞术

（2）动静脉畸形：可采用 AVM 整块切除术、供血动脉结扎术、血管内介入栓塞或 γ - 刀治疗等。由于 AVM 早期再出血风险远低于动脉瘤，手术可择期进行。

 问题 169 **脑出血有什么手术方式？**

脑细胞是不能再生的，因此应在脑细胞坏死之前行手术治疗，也就是说越早越好。

1	开颅骨血肿清除术：适合距离脑表面比较近的出血、小脑等后颅窝出血。
2	钻孔穿刺引流术。
3	脑室穿刺引流术：适用于脑室出血或者后颅窝出血的患者。

问题 170　什么是开颅骨血肿清除术？

开颅骨血肿清除术是把颅骨打开，把脑里的血肿清除掉，根据具体情况再决定是否保留颅骨，包括大骨瓣开颅减压术（颅骨大小 > 7cm×8cm）、小骨瓣开颅减压术（颅骨大小 < 4cm×5cm）。

问题 171　什么样的患者适合做开颅骨血肿清除术？

（1）大骨瓣开颅减压术：血肿较大，发病急、昏迷伴有脑疝形成的患者。此项手术优点是血肿清除比较彻底，术后可以起到减压的作用。

（2）小骨瓣开颅减压术：病情较轻，出血量不大的贴近表面的出血；壳核出血。优点是血肿清除相对彻底，且创伤比较小。

问题 172　什么是钻孔穿刺引流术？

在 CT 或者立体定向引导下，找到离血肿最近的位置，并且避开重要组织的位置，把颅骨钻开一个孔，放置引流管，抽吸凝血块。

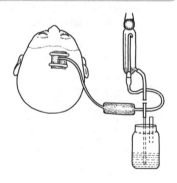

什么是脑室穿刺引流术？

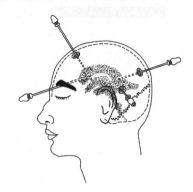

就是在侧脑室放置引流管，把血液和脑脊液引流出来。

脑出血患者外科手术术前需要做什么？

脑出血是急症，但术前也应该完善血尿常规、凝血常规、血糖、血型、心电图、血生化的检查以排除手术禁忌。对于烦躁、疼痛的患者，应用镇静药维持安静状态。

第六篇

脑卒中
康复篇

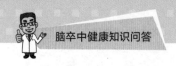

问题 175 脑卒中患者为什么要进行康复治疗？

　　中国每年新发脑卒中约 200 万人，其中 70%～80% 的卒中患者因为残疾不能独立生活，患者或存在运动感觉障碍，或意识、语言、吞咽、认知以及精神心理障碍，极大地影响了患者的活动能力和社会参与能力，降低了患者及其家庭的生活质量。

　　脑卒中后存活患者经过康复治疗，90% 能重新步行或独立生活，其中一些患者可能恢复到做一些轻体力的工作。相反，不进行康复治疗的患者，长期受功能障碍的限制，肢体萎缩、痉挛、畸形，最后留下残疾。脑卒中后进行有效的康复治疗，能够预防并发症，最大限度地减轻障碍和改善功能，提高日常生活能力，提高患者的生存质量，减轻患者、家庭和社会的负担，最终目的是使患者回归家庭，回归社会。因此，脑卒中患者要进行康复治疗。

问题 176 脑卒中患者选择什么时机进行康复治疗？

　　脑卒中早期康复一直是康复领域专家推崇的理念，康复的目的是促进患者功能恢复和独立，在患者能耐受的情况下尽早康复。国外研究表明，脑卒中发病后 24 小时开始进行康复是安全、有效、可行的，可以促进患者的移动能力的恢复。国家"十一五"课题研究表明脑卒中发病 8 天之内开始康复，一个月后可以获得同样的康复疗效。早期康复的目的是防止关节挛缩、肌肉萎缩，增强患者战胜疾病的信心，防止患者脑卒中后焦虑与抑郁，提高患者和家属的生活质量，解决患者生理、心理上的实际问题，为患者重返社会打下夯实的基础。

脑卒中康复治疗是持续的康复过程，根据患者个体情况，积极进行康复治疗，使患者从发病到回归社区和家庭。

问题 177 脑卒中患者体位如何摆放？

正确的体位摆放应该贯穿在偏瘫后的各个时期，脑卒中患者正确的姿势要求确保患者舒适，患侧肢体要靠垫等，给予良好的支撑，能够避免并发症（褥疮、垂足、肺炎等），提供患侧肢体感觉的刺激，控制肌肉张力，维持个人活动等。良肢位摆放是利用各种软性靠垫将患者置于舒适的抗痉挛体位，注意定时改变体位，一般每2小时体位转换1次。

问题 178 脑卒中患者仰卧位如何正确摆放？

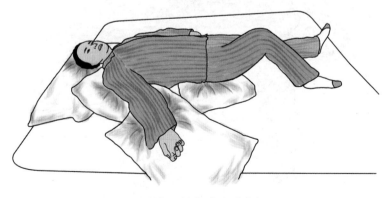

▲ 注：红色表示患侧

脑卒中患者需注意定时改变体位,仰卧位作为一种替换体位或患者需要时采用。方法:①头部枕头良好支持,避免胸椎屈曲;②上肢,在患侧肩胛下放1个枕头,使其前伸,上肢处于抬高位置,伸肘,腕背伸,手指伸直并分开;③下肢,在患侧臀部放一软垫,使髋关节稍内旋,膝关节屈曲,踝关节略背曲,足底禁止用任何物品,避免刺激足心增加下肢肌张力。在急性期,患侧肌张力低下,下肢多为伸展,在大腿下方外侧垫一软枕,保持膝关节轻度屈曲,避免膝过伸。一般膝关节下腘窝处避免使用软垫,以免影响小腿血液循环。但如果患侧肌张力已经出现,可以采用下肢屈曲患足踩于床上。

问题 179 脑卒中患者患侧卧位如何正确摆放?

脑卒中患者需注意定时改变体位,患侧卧位增加了患肢的感觉刺激,使整个患侧上肢被拉长,从而减少痉挛的发生,健侧手能自由活动。方法:①头部由枕头支持感觉舒服,躯干稍向后旋转,后

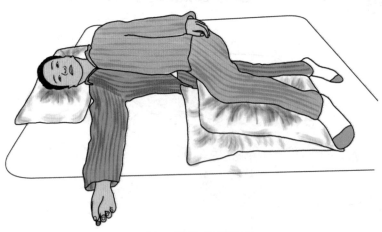

▲ 注:红色表示患侧

背有枕头稳固支撑；②患侧上肢前伸，肘伸直，前臂旋后，腕关节轻度背伸，掌心向上，手指伸开；③下肢：健侧肢在前，髋、膝屈曲用枕头支撑，患肢在后，膝关节屈曲，踝背伸。

问题 180 脑卒中患者健侧卧位如何正确摆放？

卒中患者需注意定时改变体位，适当健侧卧位。方法：患侧上肢放松前伸，放于枕头上，高于心脏水平，肩前伸、肘伸直，腕关节轻度背伸，五指伸展；患侧下肢在前，稍微屈曲放于软枕上，健侧下肢在后，自然屈曲。

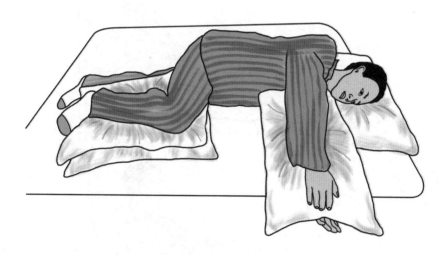

▲ 注：红色表示患侧

问题
181

脑卒中患者正确的坐姿该如何摆放?

与卧床相比,保持正确的坐姿有利于躯干的伸展,可以促进全身身体和精神状态改善,预防并发症发生。在身体、病情允许条件下,应尽早离床,采取坐位。正确的坐姿才能起到治疗和训练的作用。方法:注意头、颈、躯干保持左右对称,躯干无扭转,患侧肩部不得偏向后方,患侧上肢用靠垫物品等有效支撑,防止上肢长时间下坠致肩关节半脱位。尽量避免半坐卧位:半卧位能引起对称性颈紧张反射,增加患侧上肢屈曲、下肢伸直的异常痉挛模式。

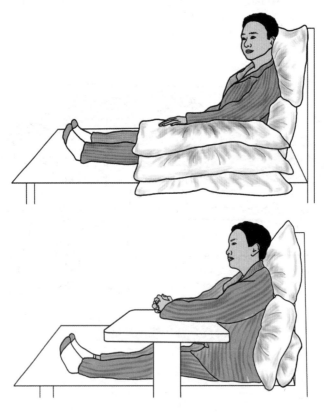

▲ 注:红色表示患侧

问题 182　脑卒中患者如何进行关节活动度训练？

对于卧床患者，进行维持和改善关节活动范围的练习，有利于支持及保护关节功能，改善肌肉与软组织的状态，诱发主动运动，为日后的恢复打下基础。根据活动形式可分为完全被动活动、部分辅助主动活动和主动活动。根据患者的情况选择活动方式，一般是从被动活动方式渐发展至主动活动方式。

首先家属和治疗师要了解患者的关节活动范围大小，并要明白正常人的活动范围，然后再进行活动；让患者取舒适的体位、放松肌肉，活动者的手法要轻柔、缓慢，按从近端大关节到远端小关节的顺序依次进行；关节的活动应在正常活动范围内进行，肩关节活动不要超过正常肩关节范围的 70%，避免引起疼痛；关节活动范围练习可每天做 2 ～ 3 次，每个关节 10 次左右。

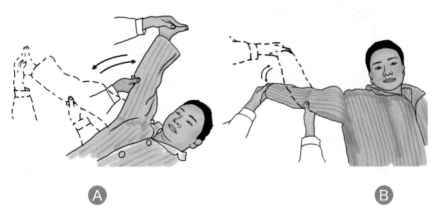

▲ 关节被动运动一

A. 肩关节的屈曲伸展运动；B. 前臂的旋前和旋后运动

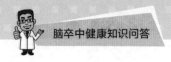

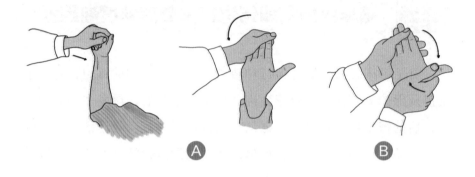

▲ 关节被动运动二

A. 掌指关节的伸展屈曲运动；B. 拇指的外展被动运动

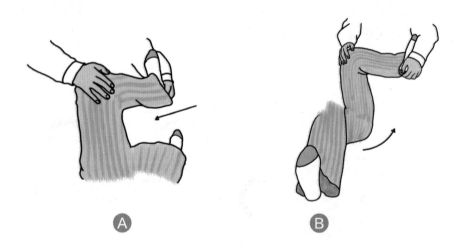

▲ 关节被动运动三

A. 髋关节屈曲训练；B. 髋关节的内旋运动

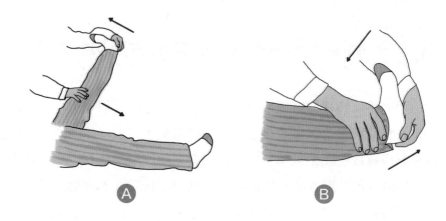

▲ **关节被动运动四**

A.髋关节外展；B.踝关节背伸

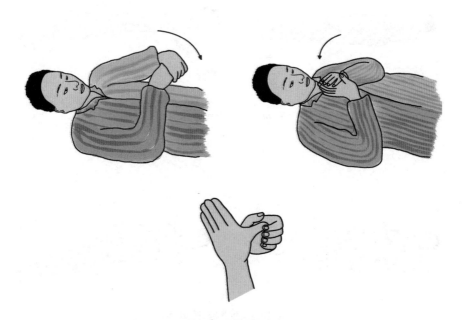

▲ **健手带动患手辅助康复训练**

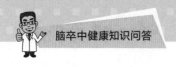

问题
183 脑卒中患者如何进行体位转移功能训练？

　　床上体位转移的实施应当由治疗师、患者、家属、护士、其他陪护人员共同参与，在身体条件允许的前提下，应尽早离床。训练的原则应该按照完全被动、辅助和完全主动的顺序进行。体位转移的训练内容包括患者床上侧面移动、前后方向移动，被动健侧翻身、患侧翻身起坐训练，辅助和主动翻身起坐训练，床上搭桥训练，以及床上到轮椅、轮椅到床上的转移训练等，床上体位转移技术的实施要注意转移过程的安全性问题。

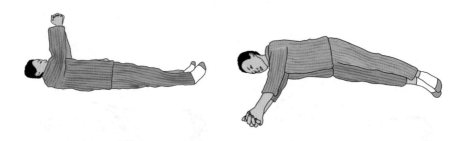

▲ 床上独立患侧翻身

注：红色表示患侧

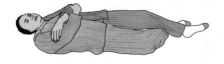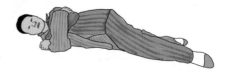

▲ 床上独立健侧翻身

注：红色表示患侧

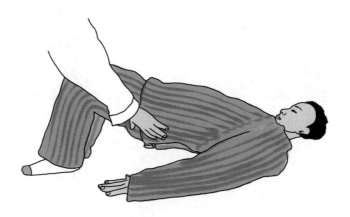

▲ 辅助下搭桥运动和主动搭桥运动

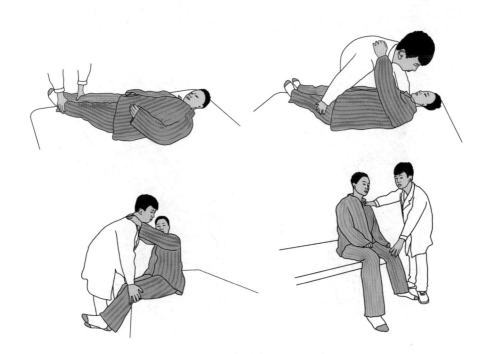

▲ 辅助下床健侧翻身起坐

注：红色表示患侧

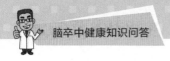
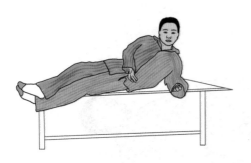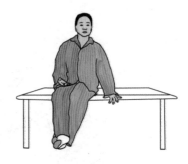

▲ 独立床上健侧翻身起坐

注：红色表示患侧

 问题 **184** 脑卒中患者如何进行平衡功能训练？

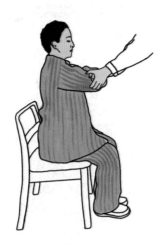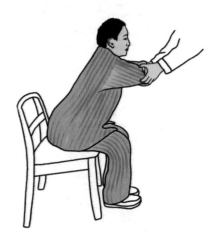

▲ 坐位平衡训练

问题 185 脑卒中患者如何进行起坐功能训练？

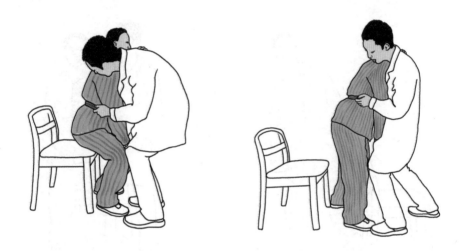

▲ 辅助起坐训练

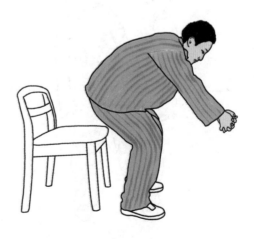

▲ 独立起坐训练

问题 186

脑卒中患者如何进行患侧负重训练和重心转移功能训练？

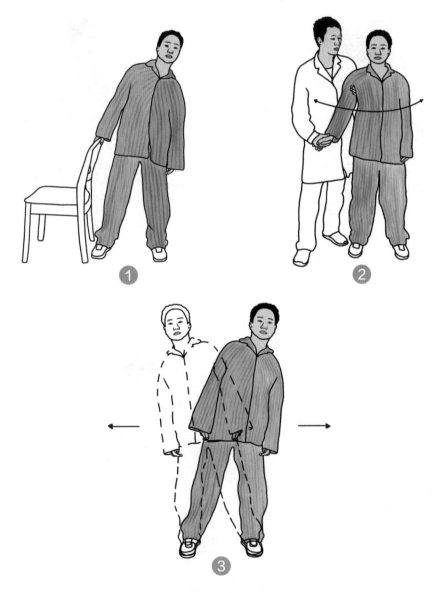

▲ 注：红色表示患侧

脑卒中患者如何进行辅助步行训练?

　　脑卒中后偏瘫、步态异常影响患者日常生活能力和生活质量，脑卒中患者离床后进行基本的站立步行训练，能够提高患者的移动能力和活动能力。偏瘫的患者进行步行训练需要以下基本要素：①颈部、躯干及偏瘫下肢抗重力肌能够抗重力；②患侧下肢能负重、支撑身体；③站立时重心能够前后、左右移动；④患侧下肢髋关节能够屈曲、

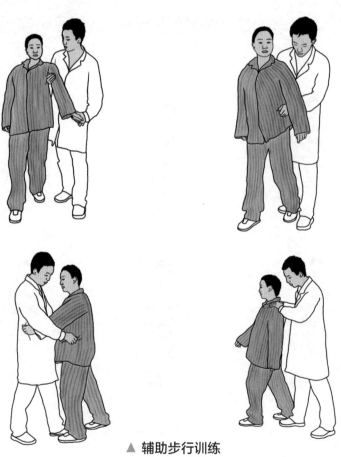

▲ 辅助步行训练

注：红色表示患侧

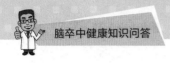

迈步。

　　早期步行需要家属或治疗师给予辅助步行训练。患者步行时先站稳，双脚同肩宽，迈出患脚，重心移到患脚上，再迈出健脚，重心移到健脚上，反复练习。根据卒中患者离床后的功能状态，有针对性地按照上述步行基本要素进行早期步行训练，是临床简单有效的基本步行康复训练方法。

问题 188　脑卒中患者如何进行日常生活动作训练？

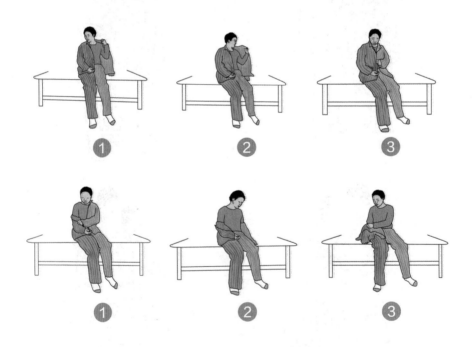

▲ 穿脱衬衫方法

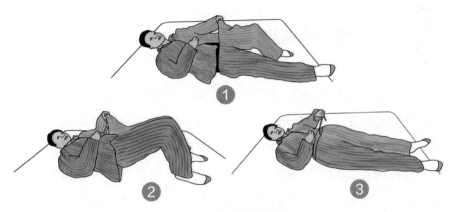

▲ 仰卧位穿裤子

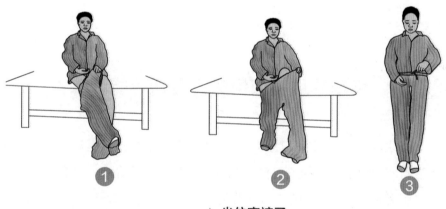

▲ 坐位穿裤子

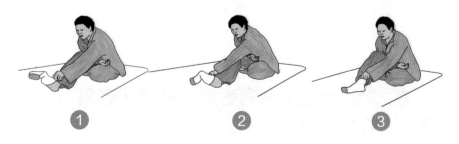

▲ 坐位穿患侧袜子

注：红色表示患侧

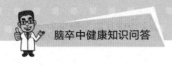

问题 189　什么是吞咽障碍？

　　吞咽障碍是脑卒中患者的常见症状，吞咽运动是由大脑、脑干协调控制完成的，所以脑卒中患者大脑、脑干受损就会出现吞咽障碍。吞咽障碍是指口腔内食物或水经过口咽部进入食道，再由食道进入胃内的过程发生了障碍。表现为进食后感觉所吃的东西咽不下去、呛咳、进食速度慢，严重时食物和水分不能经口腔摄入。吞咽障碍常可造成多种严重影响，比如脱水、营养不良、吸入性肺炎、窒息等。

问题 190　脑卒中患者如何进行吞咽功能训练？

　　医生和语言治疗师对患者吞咽功能进行评价，根据病情安排患者进行吞咽功能性训练、特殊的吞咽手法、扩张治疗、摄食直接训练电刺激治疗、经颅磁刺激治疗等治疗方法，促进患者恢复吞咽功能。医生还会根据患者情况，确定患者采用经口腔进食还是通过特定管道管饲，以保证患者营养成分的摄入。

问题 191　轻度吞咽障碍患者经口进食应选用什么体位？

　　能坐起的患者应坐着进食，坐位时应该身体坐直，头部抬起下颌微低，不要让患者在平躺时进食。对不能独立坐起的患者可以将床头抬高或身后用被子垫起45°左右，头用枕头垫高使头抬高，稍向前倾，这样可以利用重力使食物容易进入食管，尽量让患者避免仰头进食、饮水，避免头向后仰时，食物误入气管而引起呛咳甚至窒息。

问题 192　轻度吞咽障碍患者经口进食应选择什么食物？

为防止患者把食物误吸入呼吸道，应给患者选择柔软、密度及性状均一、不易松散、有适当黏度的食物，如糊状物、藕粉或用淀粉勾芡的食物，避免患者可能将食物误吸入气管造成气道梗阻。

吞咽障碍患者不应食用以下食物：

1 干的颗粒：不适于舌及面颊肌运动障碍的患者，如豌豆、玉米、饼干、硬糖等，尤其是较小的颗粒。

2 混合黏度食物：吞咽障碍患者多难以同时控制既有液体又有固体的混合型食物，如水果罐头、混有固体颗粒的牛奶或稀粥。直接用水送服药片或胶囊可能会造成误吸。建议将固体研碎，制成统一稠度食物。

3 稀液体或辛辣刺激性食物。

4 太滑的食物如果冻等，有窒息的危险，不应给予患者。

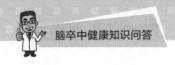

给吞咽障碍患者喂食时应注意什么？

（1）给食速度要慢，每次一勺，等待吞咽结束后再给下一勺；

（2）将食物放在口腔较为有力的一侧；

（3）固体和液体食物不要混合给予；

（4）在患者进食时不要和患者进行交谈；

（5）给予患者适当的语言提示，比如张口、咀嚼和吞咽；

（6）一口量。每口食物要从少量（约 1 ~ 4ml，一般家用勺子是 8ml 左右）开始，逐步增加，量过大时，食物难以通过咽喉而积存在咽部，加大吸入气管的危险，量过少时，无法激发吞咽反射；

（7）吞咽障碍患者因吞咽无力，食物常常不能一次吞下，残留在口腔或咽部，吞咽后发声可听到咕噜咕噜的声音，或患者自己有食物残留感。这时应要求患者反复多次做空吞咽动作；可以边做点头动作边吞咽，以利残留物的去除；让患者交替吞咽固体和半流质食物。

脑卒中后患者摄入营养的方式有哪些？

脑卒中后患者根据病情可选择肠内营养和肠外营养。

（1）肠内营养是经胃肠道提供营养物质的营养支持方式。肠内营养的途径有口服和经导管输入两种，其中经导管输入包括鼻胃管、鼻十二指肠管、鼻空肠管和胃空肠造瘘管。脑卒中患者应根据病情尽量采用肠内营养。

（2）肠外营养是指从静脉内供给营养，多作为手术前后及危重患者的营养支持。若脑卒中危重患者存在胃肠道功能障碍、由于手术或解剖问题禁止使用胃肠道的重症、尚未控制的腹部情况，如腹腔感染、肠梗阻、肠瘘等，可早期短时采用肠外营养。

给脑卒中患者鼻饲时应注意什么？

（1）患者床头应该持续抬高 ≥ 30°。

（2）鼻饲开始时，鼻饲量从少到多。一般首日总量为500ml，尽早达到全量（2～5日内）。

（3）鼻饲量和营养液的种类应由医生和营养师根据患者的体重、所需水分、热量及病情情况协商确定。根据患者不同需求选择营养液，目前，有针对不同需求患者的各种营养液，如针对低蛋白的患者、针对糖尿病的患者、针对心力衰竭需限水的患者等。

（4）鼻饲的速度要从慢到快：首日肠内营养输注20～50ml/h，次日80～100ml/h，约12～24小时内输注完毕。有消化不良，胃潴留的患者，可用营养输注泵控制输注速度。

（5）每4小时用20～30ml温水冲洗管道。

留置管饲的患者应注意什么？

留置管饲的患者应注意以下情况：消化道症状，如恶心、呕吐、

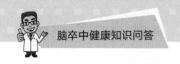

黑便等；鼻胃管深度；胃液颜色，是否有呈咖啡色等；检测每天出入量是否平衡；定期检测体重，是否有体重减轻；定期到医院进行化验检查，了解血常规、血清蛋白、血清电解质和肾功能等情况。

问题 197　鼻饲管应该如何更换？

鼻饲管留置时间不宜超过 4～6 周，需要留置鼻饲管的患者应定期更换鼻饲管道，一般每月更换一次，要有护士等专业人员进行操作。鼻饲前要注意鼻饲管的刻度是否和原来一致，如刻度有明显差距时，一定要找专业人员处理，不要自行拉拽或向内输送。

问题 198　脑卒中患者如何进行心理康复治疗？

卒中患者多伴有一定程度的心理障碍。主要体现在以下方面：一是思维方式改变，多表现为以自我为中心、情绪化、注意力转换困难、幼稚思维和行为；二是情绪控制能力减弱，临床常见卒中后出现抑郁、焦虑；三是意志行为改变，表现为主动性差、懒惰性强、意志力减退，如患者表示要努力锻炼，但实际行动又变懒散。根据患者不同心理障碍表现、性格特点、身体情况、文化背景、风俗习惯、社会环境，可咨询心理医生进行心理康复治疗，家属也可帮助患者稳定情绪，配合康复治疗，以减轻患者和家属的心理负担，帮助患者恢复到最佳状态。

第七篇

脑卒中预防复发篇

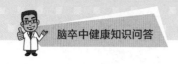

问题 199　脑卒中容易复发吗？

　　我国缺血性脑卒中复发率为 17.7%，位居全球前列。首次脑卒中后 6 个月内是脑卒中复发危险性最高的阶段，所以在脑卒中首次发病后有必要尽早采取措施，预防脑卒中的复发。再次脑卒中发生后，后遗症及肢体残障往往要比第一次严重得多。因此，已经发生了脑卒中的患者预防脑卒中的复发是关键。

问题 200　缺血性脑卒中复发的危险因素有哪些？

　　脑卒中复发的相关危险因素包括不可干预的危险因素与可干预的危险因素两方面。可干预的危险因素又分为生理学危险因素，如高血压、糖尿病、高脂血症、心脏病、高同型半胱氨酸血症等，以及行为学危险因素，如吸烟、酗酒、肥胖、抑郁等。

问题 201　缺血性脑卒中后如何预防脑卒中复发？

　　首次脑卒中后需要了解发病的病因，针对病因采取干预手段，以预防脑卒中的再发。缺血性脑卒中根据病因分型主要分为：大动脉粥样硬化型、心源性栓塞型、小动脉闭塞型、其他病因型、不明原因型。大动脉粥样硬化型脑卒中患者需要抗血小板药物治疗，并进行血管评估，采取相应的治疗手段；心源性栓塞的患者在医生的评估和指导下，可能需要抗凝治疗；小动脉闭塞的患者可能需要一定阶段的双重抗血小板药物治疗；其他少见原因引发的脑卒中（感染性、免疫性、非免疫性血管病及血液病、遗传性血管病变等）需要明确病因，针对病因的治疗，才能有效的预防脑卒中再发。

问题 202　青年人脑卒中复发的危险因素有哪些？

　　青年人脑卒中复发的危险因素与老年人不完全一样，具有自己的特点。青年脑卒中患者工作压力大，需经常熬夜；随着网络的普及，青年人群经常上网易致疲劳、精神不振、睡眠障碍等，重则可致神经系统功能紊乱、心律不齐、内分泌失调等。青年人情绪容易出现波动，火气较旺。青年人群应酬较多，酗酒和吸烟的比例较高，这些都是脑卒中复发的危险因素。此外，有些青年人脑卒中的发生是由于先天的血管畸形、大动脉炎、动脉夹层、烟雾病、系统性红斑狼疮、抗心磷脂抗体综合征、血液系统疾病等导致的。女性口服避孕药及妊娠高血压综合征、偏头痛也为其发病的重要危险因素。

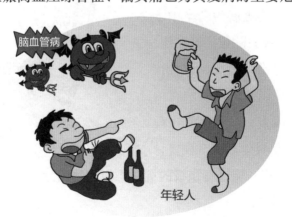

问题 203　青年脑卒中患者如何预防脑卒中复发？

青年脑卒中患者除了加强血糖、血脂、血压的控制及戒酒措施外，积极加强运动锻炼，保持情绪稳定，调整心态，并完善检查，尤其是心血管方面的检查，以寻找其临床少见的病因或危险因素，有针对性地进行干预，避免诱发脑卒中复发的因素，有利于降低复发风险，改善患者预后。伴有心脏病史的患者更易复发，提示对伴有心脏病史的青年缺血性脑卒中患者应积极做好预防措施，减少复发的风险。

问题 204　短暂性脑缺血发作（TIA）患者如何预防复发或进展？

短暂性脑缺血发作的患者都有反复发作或进展为脑卒中的危险，且很可能在初次发作后 2 周内发生。因此，寻找并治疗 TIA 的病因，预防其进展为脑卒中十分重要。应积极去除包括高血压、血流动力学异常、吸烟、过量饮酒、高脂血症以及动脉狭窄在内的多项危险因素。一旦患者出现 TIA，即使症状发作后完全恢复，

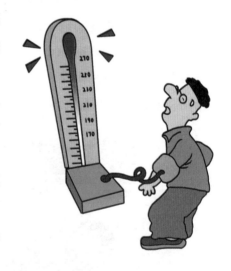

也不能放松警惕，应进行积极的抗血小板药物治疗。

问题 205 高血压与脑卒中复发有什么关系？

高血压是脑卒中的第一危险因素。近期发生脑卒中患者中高血压患者占70%。目前我国约有3.25亿高血压患者,但高血压的知晓率、治疗率及控制率均较低(分别为42.6%、34.1%和9.3%)。也就是说,超过一半的患者不知道自己患有高血压,大多数高血压患者未接受正规降压治疗,而接受降压治疗的患者中只有极少数患者的血压得到了有效控制。高血压可加快加重动脉硬化发展的速度和程度,血压越高脑卒中复发的机会越大。收缩压(SBP)增高(≥140mmHg)使脑卒中复发的危险增加了2倍以上。舒张压水平与脑卒中复发也密切相关,过高和过低都可能增加脑卒中复发的危险。

问题 206 脑卒中合并高血压患者如何预防脑卒中的复发？

降压治疗可以显著降低脑卒中和短暂性脑缺血发作(TIA)的再发风险,且收缩压降低越多,降低脑卒中复发风险的效果越显著。脑卒中患者需要监测血压的变化。既往未接受降压治疗的缺血性脑卒中或TIA患者,在医生的指导下发病数天后如果收缩压≥140mmHg或舒张压≥90mmHg,应开始降压治疗。既往有高血压病史且长期接受降压药物治疗的缺血性脑卒中或TIA患者,如果没有绝对禁忌,在医生的指导下发病后数天即应重新开始降压治疗。高血压患者还应改变不良生活方式,如戒烟限酒、低盐低脂饮食、适当运动等。降压药物的选择需要根据个人情况个体化治疗,并需

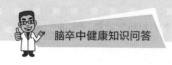

要监测血压的变化，可耐受的情况下最好能将血压降至 140/90mmHg以下。

问题 207 脑卒中合并高血压患者降压治疗需要注意什么？

为了预防脑卒中复发，高血压患者应规律用药，服用长效药以期平稳控制 24 小时血压；谨慎停药，突然停服降压药可引起血压骤升；老年患者尽量避免睡前服药，以免夜间血压过低而促发脑动脉血栓的形成。在控制血压的同时还需防治脑卒中的其他危险因素，如高脂血症、糖尿病和肥胖等，并尽量避免脑卒中诱发因素（如过度劳累、情绪激动等）。此外，脑卒中后合并高血压的非药物治疗还包括限盐、控制体重、有氧运动等方式。

问题 208 脑卒中伴颈动脉狭窄的患者如何降压？

约 20% 有短暂性脑缺血发作或脑卒中史的患者有明显的颈动脉狭窄或闭塞，这些患者若伴有高血压，脑卒中复发的风险极高。对于这类患者，可能担心降低血压会减少脑血流灌注，导致患者脑卒中复发。对于大多数有颈动脉病变的患者而言，可以积极地进行抗高血压治疗，但是对于双侧颈动脉狭窄 ≥ 70% 患者需要医生的评估指导下降压治疗。

问题 209 **脑卒中患者为什么需要控制血脂？**

血脂异常可损伤血管内皮细胞，脂类物质沉积在血管壁内膜形成粥样硬化斑块，这些斑块逐渐增多、增大，堵塞血管，致使血管管腔狭窄，血流不通畅，造成重要脏器供血不足；如果斑块脱落就会形成栓子，从而导致心脑血管事件的发生和发展。因此在首次脑卒中发生后需积极监测血脂水平，并进行饮食控制和药物治疗等干预措施，使患者的血脂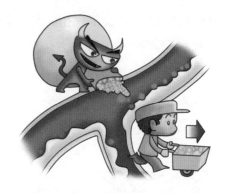水平稳定在理想的范围内，以减少缺血性脑卒中的发生、复发和死亡。

 问题 210 **脑卒中患者为什么应用他汀类药物？**

由于动脉粥样硬化性缺血性脑卒中或 TIA 患者的他汀类药物治疗获益明确，因此，原则上均需要在生活方式干预的基础上，根据个体情况，进行他汀类药物治疗。给予高强度他汀类药物长期治疗可以减少脑卒中和心血管事件的风险。当低密度脂蛋白胆固醇（LDL-C）下降 ≥ 50% 或 ≤ 1.8 mmol/L 时，预防脑卒中复发的效果更好。由颅内外大动脉粥样硬化性狭窄导致的缺血性脑卒中或短暂性脑缺血发作（TIA）患者，高强度他汀类药物长期治疗可以减少脑卒中和心血管事件风险，推荐目标值为 LDL-C ≤ 1.8mmol/L。

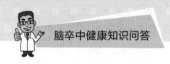

问题 211 他汀类药物治疗需要注意什么？

总体上，长期使用他汀类药物是安全的。他汀类药物治疗期间，需要监测肝功能、肌酶和血脂水平。如果监测指标持续异常并排除其他影响因素，或出现指标异常相应的临床表现，应及时减药或停药观察（参考：肝酶超过 3 倍正常值上限，肌酶超过 5 倍正常值上限，应停药观察）；老年人或合并严重肝肾功能不全的患者，初始剂量不宜过大。

问题 212 脑卒中患者为什么需要监测血糖？

在缺血性脑卒中患者中，60% ~ 70% 存在血糖异常。我国缺血性脑卒中住院患者糖尿病的患病率高达 45.8%，糖尿病前期 [包括空腹血糖受损 (IFG) 和 (或) 糖耐量减低 (IGT)] 的患病率为 23.9%，其中餐后高血糖是主要类型。糖尿病患者发生脑卒中后预后较差，死亡率较高，因此应重视血糖的管理。缺血性脑卒中或短暂性脑缺血发作患者发病后均应接受空腹血糖、糖化血红蛋白监测，无明确糖尿病病史的患者在急性期后应常规接受口服葡萄糖耐量试验来筛查糖代谢异常和糖尿病。

问题 213　糖代谢异常的脑卒中患者如何管理血糖？

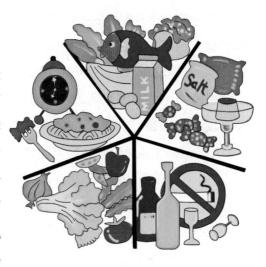

对糖尿病或糖尿病前期患者进行生活方式和（或）药物干预能减少缺血性脑卒中或短暂性脑缺血发作（TIA），推荐糖化血红蛋白治疗目标为＜7%。降糖方案应充分考虑患者的临床特点和药物的安全性，制订个体化的血糖控制目标，要警惕低血糖事件带来的危害。缺血性脑卒中或 TIA 患者在控制血糖水平的同时，还应对患者的其他危险因素进行综合全面管理。

问题 214　脑卒中患者发现血同型半胱氨酸增高怎么办？

血同型半胱氨酸增高可增加脑卒中的发病风险，有研究显示，高同型半胱氨酸血症可使脑卒中的风险增加 2 倍左右。反之，同型半胱氨酸水平降低 25%，可将脑卒中的风险降低 11%～16%。近期发生过缺血性脑卒中或 TIA 的患者需要检测血同型半胱氨酸水平，如发现增高，可以补充叶酸、维生素 B_6 以及维生素 B_{12}，多吃绿叶蔬菜，以降低血同型半胱氨酸水平。

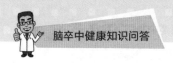

 问题 215 睡眠障碍会增加脑卒中复发的风险吗？

　　睡眠障碍会影响患者恢复及后期康复，同时睡眠障碍可导致抑郁症状、白天嗜睡，也会加重脑卒中患者肢体活动、认知功能障碍的症状，这些都会增加脑卒中复发的风险，影响康复过程。近年来，睡眠障碍中的阻塞性睡眠呼吸暂停综合征（OSAS）在脑卒中发生和复发中越来越受到重视。有研究显示脑卒中或短暂性脑缺血发作（TIA）患者合并睡眠呼吸暂停的比例高达 43% ~ 93%，以 OSAS 最常见。并且，脑卒中患者合并 OSAS 的致残率及病死率均明显增加。脑卒中后 OSAS 发病率也较高，特别是出血性脑卒中患者，72% 的脑卒中患者患有 OSAS。在老年男性糖尿病脑卒中、夜间脑卒中发作、大血管病变导致脑卒中患者中 OSAS 很常见，脑卒中急性期出现 OSAS 可导致死亡率增加，可能与 OSAS 患者呼吸暂停时出现低氧血症和高碳酸血症、颅内盗血现象有关，故临床上应警惕脑卒中后 OSAS。

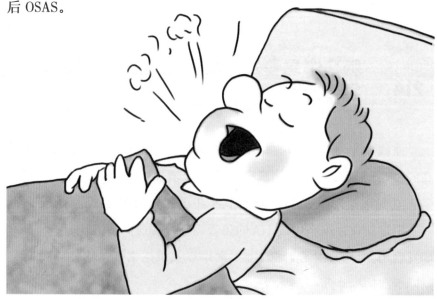

问题 216　脑卒中合并阻塞性睡眠呼吸暂停综合征（OSAS）如何预防脑卒中的复发？

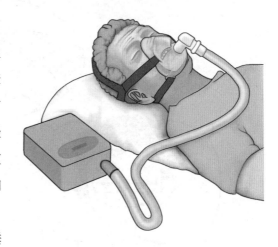

　　脑卒中患者可以去有条件的医院进行睡眠呼吸监测。如发现 OSAS，应进行病因治疗、改变生活方式。超重或肥胖者，减轻体重尤其重要，限制超重患者的食物摄入量，增加运动。注意改善生活方式，如戒烟限酒；取侧卧位睡眠，适当抬高床头；按时作息，白天避免过度劳累等。对有严重睡眠呼吸暂停的患者可进行持续气道正压通气（CPAP）等治疗。

　　脑卒中急性期发生睡眠呼吸暂停时应：①慎用酒精和镇静药物；②减轻体重；③应给予睡眠体位指导，侧卧位睡眠；④无创 CPAP 通气；⑤利用口腔矫正器等进行干预。

问题 217　失眠也会增加脑卒中复发的风险吗？

　　失眠通过导致交感神经兴奋性增高、下丘脑－垂体－肾上腺轴（HPA）激活，增加焦虑、抑郁的症状，使血压、血糖控制欠佳，从而使脑卒中复发的危险系数加大。失眠通过降低胰岛素敏感性，

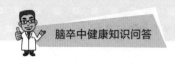

提高交感神经兴奋性和皮质醇的水平，改变糖尿病、肥胖、高血压、冠心病相关的炎性物质，进而使脑卒中的复发风险增加。

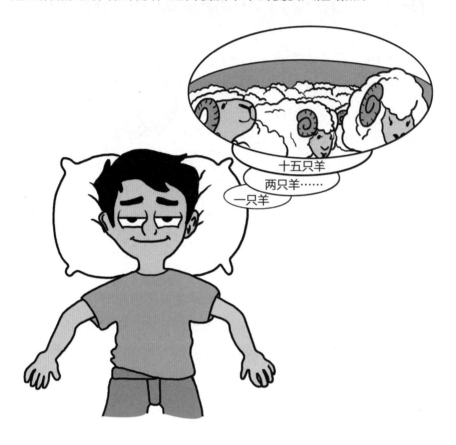

 失眠的脑卒中患者如何预防脑卒中的复发？

　　失眠的脑卒中患者应用镇静药物时需要专业医生的指导。良好的心理疏导治疗能使患者正确认识自己的疾病，唤起患者的积极情绪，与药物治疗配合可取得更好的效果。加强康复治疗，改善患者的肢体运动障碍、肌肉强直等，减少患者的各种不适感觉也可以改善脑卒中患者的睡眠质量。养成良好的睡眠习惯，做到睡眠、起床定时，睡前避免过度的精神刺激、避免过饿、避免过饱、避免使用对精神有影响的药物及食物、饮品。保证睡眠环境舒适，温度、湿度适宜，光线柔和，没有噪声等。

问题 219　哪些不良生活方式可能增加脑卒中患者复发的风险？

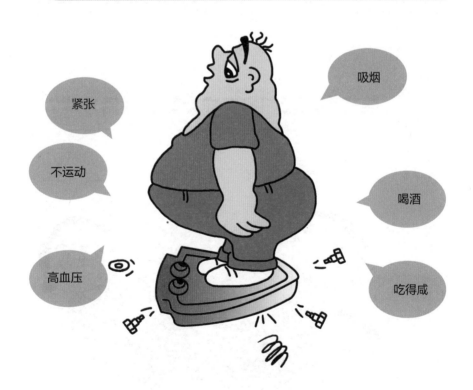

长期吸烟、酗酒和便秘的患者脑卒中复发率增加。

1 烟草中的尼古丁可促进儿茶酚胺释放，使血管痉挛，血压升高，同时肾上腺素分泌增加会使胆固醇增高，脂肪沉积而形成动脉粥样硬化，引起脑卒中复发。

2 酒精则可直接刺激血管，使血管失去弹性，从而引起脑动脉粥样硬化，引起脑卒中复发。

3 便秘会使颅内压增高而容易引起脑出血。

4 那些不愿意运动或不运动的脑卒中患者复发的危险性更高。

问题 220 脑卒中患者如何养成良好的生活方式？

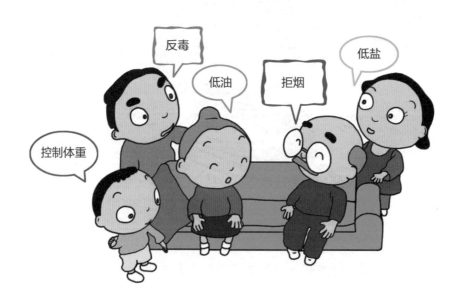

脑卒中患者应戒烟，限制饮酒。脑卒中患者应从思想上予以重视，良好的生活方式是预防脑卒中复发的基础，自觉建立科学的饮食习惯。对于有便秘的患者多喝水、多吃高纤维食物，必要时应用促进排便的药物，以防因便秘引起颅内压增高，导致脑卒中的再次发生。另外，患者应注意天气变化，及时添加衣物，少到人多的地方，做好预防工作。合理搭配三餐饮食，既要保证营养供应，又要考虑原发疾病对饮食的限制，三餐定时定量，养成良好的生活习惯。具体的一些生活方式指导可参考脑卒中的预防部分内容。

问题 221　脑卒中患者为什么要戒烟？

吸烟可刺激中枢神经系统儿茶酚胺的合成与分泌，使心率加快，血压升高，血小板聚集率升高；可增加血液中的一氧化碳，后者可降低血红蛋白携带氧的能力，从而引起组织缺氧，进而导致血管内皮细胞损伤，而脑组织对缺氧存在高度敏感性，同时一氧化碳还可增加纤维蛋白原和血液黏稠度，导致血脂代谢异常，加速脑动脉粥样硬化的发生。因此，有吸烟史的缺血性脑卒中或短暂性脑缺血发作（TIA）患者应戒烟，并且避免被动吸烟，远离吸烟场所。

问题 222　脑卒中患者为什么容易出现情绪抑郁？

脑卒中后抑郁是脑卒中后常见并发症之一，患病率为25%～70%，直接影响脑卒中患者认知功能、康复、功能恢复和生

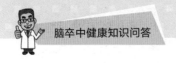

活质量，使脑卒中病死率和复发率增高。脑卒中后抑郁可发生在脑卒中急性期（2周内），也可发生在恢复期或后遗症期（数月至数年），分别称为脑卒中早期和晚期抑郁。脑卒中后抑郁主要发生在脑卒中后 3 ~ 6 个月，其中，脑卒中后数天出现的抑郁较易缓解，脑卒中后 3 个月发生的抑郁则持续较长时间，甚至1 年。脑卒中后抑郁的发生可能与脑卒中发生的部分和激素分泌紊乱有关。脑卒中可以导致严重身体残疾，给患者带来社会功能或家庭角色的改变，若不及时予以合理的社会心理支持，易发生抑郁，对脑卒中后患者的恢复有较大影响。

问题 223 哪些脑卒中患者容易发生脑卒中后抑郁？

　　脑卒中后早期抑郁患者以女性居多，约为男性的 2 倍；而脑卒中后晚期抑郁患者则男性多于女性，可能与无法工作和回归社会等因素有关。收入水平与脑卒中后抑郁的发生密切相关，低经济收入的脑卒中患者可能更易发生抑郁。既往有焦虑症或抑郁症病史或家族史的患者更易发生脑卒中后抑郁；而一些孤僻悲观者更易发生脑卒中后早期抑郁；相应的，一些自我要求高、平时行为急躁冲动的脑卒中患者，也易因症状的困扰而发生脑卒中恢复期抑郁。

问题 224 脑卒中后抑郁患者如何预防脑卒中复发？

　　脑卒中后抑郁的患者需要采取"综合手段"进行干预，集宣传教育、心理干预、药物治疗和社会支持为一体。有效的康复治疗可使脑卒中后抑郁发生率下降，且抑郁症状的控制可进一步促进神经功能恢复，两者相辅相成。由于脑卒中后晚期抑郁患者肢体康复缓慢，故社会支持尤为重要，社会和家庭应予以更多的关心和照顾，鼓励其积极进行康复锻炼并尽可能参加社会活动。同时患者也应该增加对疾病的认识，调整心态，积极地参加社会活动，培养力所能及的兴趣爱好，转移注意力，必要时可寻求心理医生的帮助。

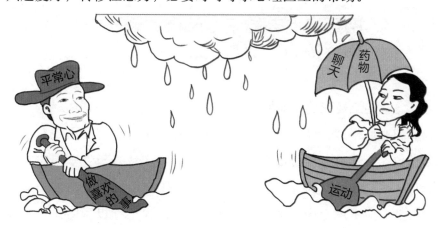

问题 225 脑卒中合并心房纤维性颤动（房颤）患者如何预防脑卒中的复发？

　　房颤患者口服华法林抗凝治疗能有效预防缺血性脑卒中，使脑卒中发生风险下降 60% 以上。缺血性脑卒中或短暂性脑缺血发作

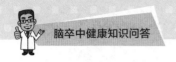

（TIA）患者，需要监测心电图的变化。对伴有房颤（包括阵发性）的缺血性脑卒中或 TIA 患者，推荐口服使用适当剂量的华法林抗凝治疗，预防再发的血栓栓塞事件。华法林的目标剂量是维持 INR 在 2.0～3.0。新型口服抗凝剂可作为华法林的替代药物，选择何种药物应考虑个体化因素。伴有房颤的缺血性脑卒中或 TIA 患者，若不能接受口服抗凝药物治疗，应用阿司匹林单药治疗，也可以选择阿司匹林联合氯吡格雷抗血小板治疗。缺血性脑卒中或 TIA 患者，尽可能接受 24 小时动态心电图检查。对于原因不明的患者，建议延长心电监测时间。

问题 226 脑卒中合并急性心肌梗死患者如何预防脑卒中的复发？

急性心肌梗死后缺血性脑卒中为心肌梗死的心脏外并发症之一。大面积心肌梗死，尤其是前壁心肌梗死伴心尖受累容易出现左心室附壁血栓。伴有急性心肌梗死的缺血性脑卒中或短暂性脑缺血发作（TIA）患者，影像学检查发现左心室附壁血栓形成，若患者出血风险较低，应考虑至少 3 个月的华法林口服抗凝治疗以预防血栓的发生（目标 INR 值为 2.5；范围 2.0～3.0）。如无左心室附壁血栓形成，但发现前壁无运动或异常运动，也应考虑给予 3 个月的华法林口服抗凝治疗（目标 INR 值为 2.5；范围 2.0～3.0）。但在已行支架置入术治疗并进行双联抗血小板治疗时，加用口服抗凝剂可增高患者的出血风险，因此，抗凝加双联抗血小板治疗仅用于 ST 段抬高型心肌梗死出现体循环或静脉血栓栓塞事件风险大于出血风险时。当需要采用三联抗栓治疗时，需控制 INR 范围在 2.0～2.5。

问题 227 脑卒中合并瓣膜性心脏病患者如何预防脑卒中的复发？

对于有风湿性二尖瓣病变但无房颤及其他危险因素（如颈动脉狭窄）的缺血性脑卒中或短暂性脑缺血发作（TIA）患者，应给予华法林口服抗凝治疗（目标 INR 值为 2.5；范围 2.0 ~ 3.0）。对于已使用华法林抗凝治疗的风湿性二尖瓣疾病患者，发生缺血性脑卒中或 TIA 后，不应常规联用抗血小板治疗。但在使用足量的华法林治疗过程中仍出现缺血性脑卒中或 TIA 时，可加用阿司匹林抗血小板治疗。不伴有房颤的非风湿性二尖瓣病变或其他瓣膜病变（局部主动脉弓、二尖瓣环钙化、二尖瓣脱垂等）的缺血性脑卒中或 TIA 患者，可以考虑抗血小板聚集药物治疗。对于植入人工心脏瓣膜的缺血性脑卒中或 TIA 患者，需要长期华法林口服抗凝治疗，若出血风险低，可在华法林抗凝治疗的基础上加用阿司匹林。

问题 228 颈动脉狭窄的脑卒中患者如何预防脑卒中的复发？

脑卒中患者应常规进行颈部血管彩超检查评价颈动脉情况。中重度颈动脉狭窄（狭窄程度 50% 以上）的缺血性脑卒中或 TIA 的患者，经医生评价后，若手术风险较低，可进行颈动脉内膜剥脱术或颈动脉支架治疗。对于轻度颈动脉狭窄（狭窄程度 < 50%）的患者，建议内科药物治疗，并定期进行颈部血管彩超检查，监测斑块的变化。

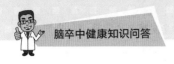

问题 229 锁骨下动脉狭窄的脑卒中患者如何预防脑卒中的复发？

　　动脉粥样硬化多累及锁骨下动脉和头臂干，严重狭窄可引发一系列临床症状，如上肢缺血或锁骨下动脉盗血综合征等。脑卒中患者应关注双上肢的血压，如相差较大时，应到医院就诊检查是否存在锁骨下动脉狭窄。如果诊断为锁骨下动脉狭窄，血压应以较高的一侧为准。锁骨下动脉狭窄或闭塞引起后循环缺血症状（锁骨下动脉窃血综合征）的缺血性脑卒中或 TIA 患者，如果标准内科药物治疗无效，且无手术禁忌，可行支架置入术或外科手术治疗，进行锁骨下动脉血运重建。手术治疗锁骨下动脉或头臂干狭窄的并发症率和病死率很低，且能够保持良好的长期血管通畅。

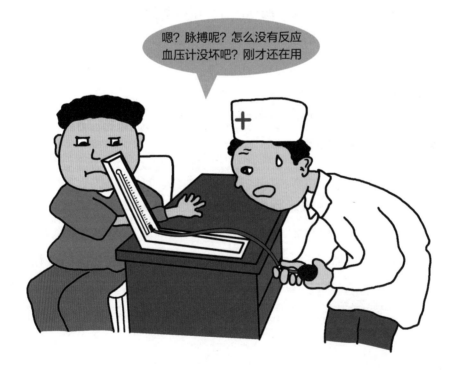

问题 230 颅内动脉狭窄的脑卒中患者如何预防脑卒中的复发？

颅内动脉粥样硬化是最常见的脑卒中病因之一，颅内动脉的狭窄的患者脑卒中复发的风险较高。介入治疗是症状性颅内动脉粥样硬化病变的治疗手段之一。对于症状性颅内动脉粥样硬化性狭窄 ≥ 70% 的缺血性脑卒中或 TIA 患者，在标准内科药物治疗无效的情况下，可选择血管内介入治疗作为内科药物治疗的辅助技术手段，但患者的选择应严格和慎重。

问题 231 伴有动脉夹层的脑卒中患者如何预防脑卒中的复发？

约 2% 缺血性脑卒中患者是由颈动脉夹层引起的，在青年脑卒中患者中比例约为 15%。颅外颈动脉或椎动脉夹层的缺血性脑卒中或 TIA 患者，需要在医生的指导下进行抗凝或抗血小板治疗。使用适当的药物治疗但仍出现缺血性脑卒中复发的患者，可以考虑支架置入术或外科手术治疗。

问题 232 伴有卵圆孔未闭的脑卒中患者如何预防脑卒中的复发？

卵圆孔未闭可见于 15% ~ 25% 的成年人中，与青年人的隐源性

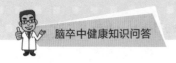

脑卒中有关。伴有卵圆孔未闭的缺血性脑卒中或短暂性脑缺血发作（TIA）患者，需要在医生的指导下进行抗栓治疗。卵圆孔未闭伴有深静脉血栓的缺血性脑卒中或TIA患者，可考虑行封堵术治疗。

 问题 233

烟雾病患者如何预防脑卒中的复发？

烟雾病好发于青少年，女性多见，男女比例为1：1.8～1：1.9，约10%的患者有家族史。在首次发作中，短暂性脑缺血发作（TIA）占44%，缺血性脑卒中占17%，出血性脑卒中占19%。青少年患者以缺血性脑卒中表现多见，出血性脑卒中所占比例随年龄增长而增高。手术可以减少脑卒中的复发风险、提高生活能力、改善长期预后。烟雾病患者发生缺血性脑卒中或TIA时，应首先考虑颅内外血运重建手术治疗。不能接受手术治疗者，建议口服抗血小板治疗。但长期服用抗血小板药物或服用两种及以上抗血小板药物会增加出血风险。

 问题 234

脑卒中患者为什么需要定期随访？

出院后1个月、3个月、6个月、9个月、一年门诊随访检查，或根据医生的要求进行复诊，主诊医生会对病情更为了解，也会给出更具针对性、个体化的建议——如何选择适当的药物，药物需服用多久等。

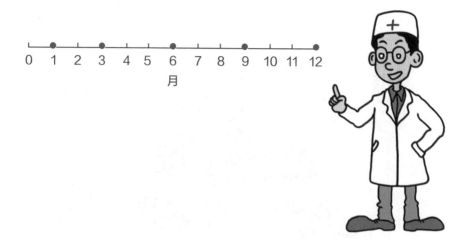

 问题 235 **脑卒中患者饮食需注意什么？**

　　脑卒中患者宜以清淡、少油腻、易消化的柔软平衡膳食为主。

　　（1）首先，应控制油脂摄取量，少吃油炸、油煎或油酥的食物，少吃猪油、牛油、奶油、肥肉等以及含胆固醇较高的食物，如蛋黄、鱼子、动物内脏等，因为这些食物中会使血脂明显升高，促进动脉硬化；可采用植物油，如橄榄油、花生油等，因其中所含不饱和脂肪可促进胆固醇排泄及转化为胆汁酸，从而达到降低血中胆固醇的目的。有血胆固醇过高的人，每周摄取的蛋黄以不超过三个为原则。

　　（2）其次，饮食中应有适当蛋白质，常吃些蛋清、瘦肉、鱼类和各种豆类及豆制品，以供给身体所需要的氨基酸。可每日饮牛奶及酸牛奶，因牛奶中含有牛奶因子和乳清酸，能抑制体内胆固醇的合成，降低血脂及胆固醇的含量。豆类含豆固醇，也有促进胆固醇排出的作用。

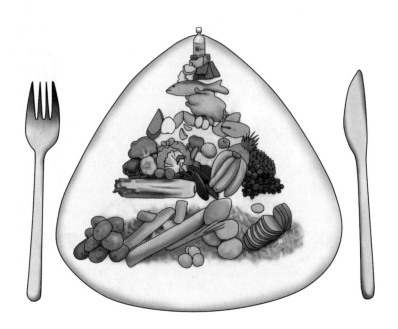

（3）脑卒中患者常因行动不便，活动量降低，每天消耗的热量减少，应限制热量的摄取，维持体重，避免肥胖。少吃糖和含糖高的食品，避免吃含糖多的罐头水果。

（4）避免饮用过量的咖啡因饮料，咖啡、茶类都属于含咖啡因的饮料，也是兴奋剂，因此宜适可而止，且避免添加奶精及少用糖来调味。

（5）控制盐的摄入，摄取过量的盐分会使人体内的水分滞留，引起血压上升。宜多食用新鲜的天然食物，而腌渍食品、腊味食品及调味浓重的罐头食品等较咸的加工食物尽量少吃。

（6）常选用富含纤维的食物：如未加工的豆类、蔬菜、水果及全谷类，可预防便秘、帮助排便、降低血脂及稳定血糖。

（7）多摄取富含 ω-3 脂肪酸的鱼类：例如：秋刀鱼、鲑鱼、日本花鲭鱼、鳗鱼、白鲳鱼、牡蛎等。

（8）多摄食富含叶酸的食物：如菠菜、冬瓜、油菜、青江菜等。

脑卒中患者运动有哪些注意事项？

　　脑卒中患者适量的运动可以预防脑卒中的复发，但运动时需要在自己能力范围内循序渐进，持之以恒，不能急于求成。不要进行要求爆发力或过于剧烈的运动，尤其是竞争性强的运动；不要进行大强度的力量训练。每次运动前要有准备活动，运动后要有整理活动。避免运动突然开始，突然停止。如果气候异常，如炎热或寒冷的天气，应尽量避免室外运动，并适当减少当日的活动量。如果身体状况欠佳，如感冒或有明显的疲劳感等，应暂停运动，不应勉强进行。要在症状和体征消失两天以上才能恢复运动。如果在运动过程中出现胸闷、胸痛、憋气、头晕、无力等不适症状，应立即停止活动。饭前、饭后1

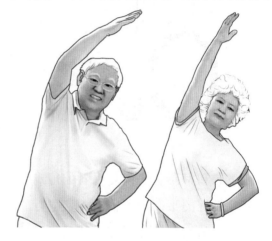

小时内不要进行大强度运动。运动后不要立即进行热水浴，休息30分钟以上再用温水淋浴。选择合适的时间进行锻炼，凌晨至上午正是脑卒中的高发时段，过早起床出门锻炼，不但寒冷的天气容易引发脑卒中，而且剧烈的运动会使血液流向四肢肌肉，导致脑部供血减少，更易诱发缺血性脑卒中的发生。因此，老年人在冬季的运动时间不宜过早，且一定要量力而行。特别是在冷空气突然来袭的时候，老年人最好等身体适应了寒冷天气，再选择阳光好、较暖和的中午时间出门锻炼。外出时头部一定要保暖，帽子、手套、围巾都不可少。

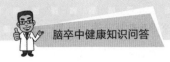

问题 237　肢体瘫痪患者运动有哪些注意事项？

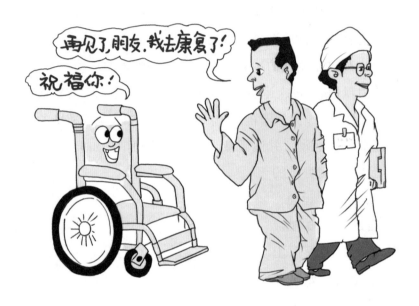

　　患者和家属急于恢复患者的行走能力，常在没有足够肌力坐、站立及良好的平衡能力情况下，强行"步行"，这不仅影响其正常行走能力的恢复，反而加重膝反张、足内翻及画圈步态等异常运动模式，导致骨关节损伤并存在跌倒的风险。患者和家属对康复治疗"急于求成"，使运动治疗的数量、次数及强度超过了患者实际能承受的负荷，这样会产生全身性疲劳及局部肌肉、关节损伤，更加延误了康复进程。康复过程中应根据患者自身的能力，制订个体化康复方案，循序渐进地进行康复锻炼。因此，在专业医师指导下的科学康复训练对于脑卒中患者肢体功能的恢复至关重要。

问题238　**脑卒中患者家属如何协助患者预防脑卒中的复发？**

　　脑卒中患者家属应主动学习脑卒中相关的知识，掌握脑卒中的症状、治疗和预后等，以帮助患者的康复，并给予患者科学的护理和心理支持。家属要多方耐心关照患者，保持乐观情绪，积极帮助患者树立战胜疾病的信心。饮食应多吃些新鲜蔬菜、水果及豆制品等易消化而富有营养的食物，忌食过咸、过甜及辛辣、油腻等食物。进行语言训练及被动活动患肢，鼓励患者用健侧肢体帮助患侧肢体活动，防止瘫痪侧肢体肌肉萎缩或关节强直，细心观察病情变化，当发现患者的神志、语言或患肢功能障碍渐重时，要及时就医。监督患者用药，督促患者控制危险因素，改变不良的生活习惯，以预防脑卒中的复发。

问题239　**脑出血复发的危险因素有哪些？**

　　首次脑出血后患者复发的风险为 2.1%～3.7%。与脑出血复发密切相关的危险因素包括：高血压、脑叶出血（提示脑淀粉样血管病可能性大）、高龄、饮酒、接受抗凝治疗、载脂蛋白等位基因携带者及 MRI 上多发出血灶等。其中，高血压为最重要的可控危险因素，积极控制高血压可有效降低脑出血复发。

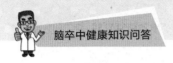

问题 240 **脑出血患者如何预防脑卒中的复发？**

　　首次发生脑出血的病因学机制分为高血压性出血和非高血压性出血。脑出血的最常见的病因是高血压病，建议高血压患者的血压控制目标值为 < 140/90mmHg。对于那些反复发生的出血，需要高度怀疑存在血管瘤或脑淀粉样血管病，这种情况依靠单纯的降压治疗往往无效，必须在降压的基础上结合其他干预措施去除病灶。

问题 241 **输液可以预防脑卒中复发吗？**

　　很多患者认为一年输液两次也可以预防脑卒中的复发，无论医生如何解释，都坚持要输液，甚至认为不输就会犯病。输入体内的药物很快会代谢掉排出体外，十几天的输液药物更不可能预防一年的脑卒中复发。此外，输液本身的风险也不可忽视。不少老年人稍事活动就气喘吁吁，实际已经处于慢性心功能不全状态，但自己并不知道。对心功能不全的老人来说，体内增加液体后会导致心力衰竭加重。如果输液时速度控制不好、速度过快很可能引起突发心力衰竭。另外，无论西药还是中成药，进入体内都要经过肝脏、肾脏的代谢，输液也会增加肾功能不全患者的负担。还有很多患者可能对药物过敏，输液过敏反应往往比口服药物要严重得多，甚至威胁生命。

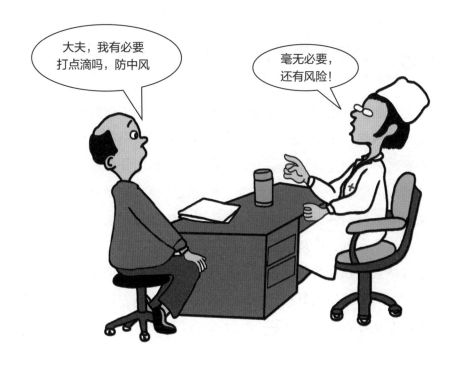

问题 242 脑卒中药物间断着吃可减少药物副作用吗？

预防脑卒中复发的关键在于选择正确的药物并坚持长期服用。抗血小板聚集药物，最经典的是阿司匹林，需要长期规律服用，但也有些患者担心潜在的出血风险不敢坚持吃。阿司匹林预防卒中的疗效及安全性已被证实，被国内外一致推荐为脑卒中预防的一线药物，总体来讲，利大于弊，患者获益远大于出血的风险，不必过于担心。如果实在担心可请医生进行评估。但吃一段停一段，是起不到预防作用的。预防脑卒中再发的药物治疗提倡"双有效"，即有效药物、有效剂量，吃吃停停是预防脑卒中复发的禁忌。

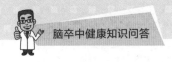

问题 243　脑卒中患者吃药了就不需要复查了吗？

除了服用抗血小板聚集药物，还要针对脑卒中的高危因素如高血压、糖尿病、高脂血症、心房颤动、颈动脉狭窄等进行干预。脑卒中患者要定期复查，很多患者出现血糖、血脂升高或颈动脉形成斑块后没有症状，本人也不知道，通过定期体检能及时发现危险因素从而酌情控制。医生首先评估危险因素的严重程度，即进行危险分层（属于高危、中危还是低危）。危险程度不同，血压、血糖、血脂要达到的预期目标值也各不相同。另外，患者的治疗方案并非一成不变，需要定期复查，根据生活方式、饮食习惯、血压、血糖值的改变及时调整治疗方案。

问题 244　脑卒中后吃药了就可以想吃什么就吃什么，也不用改变不良生活习惯了吗？

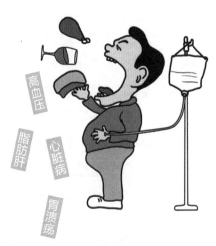

有些脑卒中患者认为，坚持吃药就可以预防脑卒中复发了，也不用控制饮食，继续吸烟饮酒，预防完全依赖药物。其实，养成良好的生活习惯是预防脑卒中复发的基础，预防是一个综合措施，不能寄托在药物上，而要综合起来，在医生的指导下健康生活、规范用药，才能有效地预防脑卒中的复发。

52检